The 標準予防策

自治医科大学附属病院　感染制御部長，准教授，病院長補佐，
患者サポートセンター長（兼任），感染症科（兼任）科長，
総合診療内科（兼任）副科長
栃木地域感染制御コンソーティアム TRIC'K 代表世話人

森澤雄司 編

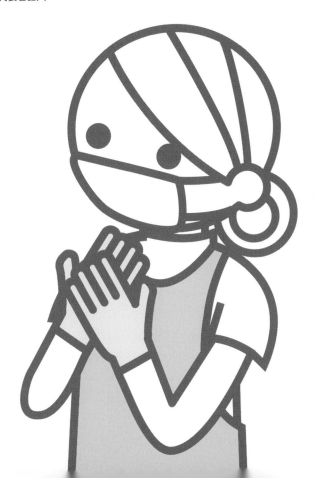

ヴァン メディカル

編者・執筆者一覧

◆ 編 者 ◆

森澤　雄司　自治医科大学附属病院　感染制御部長，准教授，病院長補佐，患者サポートセンター長（兼任），感染症科（兼任）科長，総合診療内科（兼任）副科長
栃木地域感染制御コンソーティアム TRIC'K 代表世話人

◆ 執筆者 ◆

森澤　雄司　自治医科大学附属病院　感染制御部長，准教授，病院長補佐，患者サポートセンター長（兼任），感染症科（兼任）科長，総合診療内科（兼任）副科長
栃木地域感染制御コンソーティアム TRIC'K 代表世話人

渡邉都貴子　山陽学園大学看護学部　教授

残間由美子　公益財団法人宮城厚生協会坂総合病院感染制御室　室長，感染管理認定看護師

笹原　鉄平　自治医科大学医学部感染免疫学講座　講師

法月正太郎　国立国際医療研究センター国際医療協力局保健医療開発課　医師

目　次

Part 1　標準予防策の概念と骨格

① 標準予防策の考え方 ……………………………………… 森澤　雄司　8
- 01　標準予防策 ……………………………………………………………… 8
- 02　個人防護具（PPE）の着脱に関する注意点 ……………………………… 10
- 03　標準予防策と MRSA 対策 ……………………………………………… 13

Part 2　標準予防策の実践

① 手指衛生 ………………………………………………… 渡邉都貴子　16
- 01　手指衛生（Hand hygiene）とは ……………………………………… 16
- 02　手指衛生のガイドラインと手指衛生が必要な時 ……………………… 17
- 03　手指衛生の方法 ……………………………………………………… 21
- 04　その他の手指衛生に関する事項 ……………………………………… 23
- 05　手指衛生のアドヒアランスの改善 …………………………………… 24
- 06　手指衛生の評価 ……………………………………………………… 26

② 個人防護具 ……………………………………………… 残間由美子　30
- 01　PPE とは ……………………………………………………………… 30
- 02　PPE の種類 …………………………………………………………… 30
- 03　PPE を使用する時 …………………………………………………… 30
- 04　PPE 使用の原則 ……………………………………………………… 31
- 05　手袋 …………………………………………………………………… 32
- 06　エプロン，ガウン …………………………………………………… 33
- 07　シューカバー ………………………………………………………… 34
- 08　マスク（サージカルマスク・N95 マスク）………………………… 34
- 09　フェイスシールド・ゴーグル ……………………………………… 36

③ 呼吸器衛生／咳エチケット …………………………… 残間由美子　38
- 01　呼吸器衛生／咳エチケットとは ……………………………………… 39

④ 患者ケア用具‥‥‥‥‥‥‥‥‥‥‥‥‥‥‥‥‥‥‥‥残間由美子 40

01 用語の定義‥‥‥‥‥‥‥‥‥‥‥‥‥‥‥‥‥‥‥‥‥‥‥‥‥‥‥‥ 40
02 洗浄‥‥‥‥‥‥‥‥‥‥‥‥‥‥‥‥‥‥‥‥‥‥‥‥‥‥‥‥‥‥‥ 40
03 E. H. Spaulding の医療器材分類とその処理法‥‥‥‥‥‥‥‥‥‥‥‥ 41
04 微生物と消毒薬‥‥‥‥‥‥‥‥‥‥‥‥‥‥‥‥‥‥‥‥‥‥‥‥‥ 42
05 消毒時の注意事項‥‥‥‥‥‥‥‥‥‥‥‥‥‥‥‥‥‥‥‥‥‥‥‥ 43
06 熱による消毒‥‥‥‥‥‥‥‥‥‥‥‥‥‥‥‥‥‥‥‥‥‥‥‥‥‥ 44
07 滅菌‥‥‥‥‥‥‥‥‥‥‥‥‥‥‥‥‥‥‥‥‥‥‥‥‥‥‥‥‥‥‥ 44
08 滅菌方法‥‥‥‥‥‥‥‥‥‥‥‥‥‥‥‥‥‥‥‥‥‥‥‥‥‥‥‥‥ 45
09 滅菌物の有効期限‥‥‥‥‥‥‥‥‥‥‥‥‥‥‥‥‥‥‥‥‥‥‥‥ 46
10 滅菌のリコール‥‥‥‥‥‥‥‥‥‥‥‥‥‥‥‥‥‥‥‥‥‥‥‥‥ 46
11 滅菌物の取り扱い‥‥‥‥‥‥‥‥‥‥‥‥‥‥‥‥‥‥‥‥‥‥‥‥ 47
12 滅菌物の適切な保管場所‥‥‥‥‥‥‥‥‥‥‥‥‥‥‥‥‥‥‥‥‥ 47

⑤ 環境整備‥‥‥‥‥‥‥‥‥‥‥‥‥‥‥‥‥‥‥‥‥‥‥残間由美子 48

01 環境表面の清掃‥‥‥‥‥‥‥‥‥‥‥‥‥‥‥‥‥‥‥‥‥‥‥‥‥ 48
02 患者周囲環境の消毒が必要な場合‥‥‥‥‥‥‥‥‥‥‥‥‥‥‥‥‥ 49
03 環境表面を消毒する際に留意すること‥‥‥‥‥‥‥‥‥‥‥‥‥‥‥ 49
04 廃棄物処理‥‥‥‥‥‥‥‥‥‥‥‥‥‥‥‥‥‥‥‥‥‥‥‥‥‥‥ 50
05 環境整備に大切な 5S について‥‥‥‥‥‥‥‥‥‥‥‥‥‥‥‥‥‥ 53

⑥ リネンの管理‥‥‥‥‥‥‥‥‥‥‥‥‥‥‥‥‥‥‥‥‥笹原 鉄平 54

01 使用前（未使用）リネンの管理‥‥‥‥‥‥‥‥‥‥‥‥‥‥‥‥‥‥ 54
02 使用後リネンの管理‥‥‥‥‥‥‥‥‥‥‥‥‥‥‥‥‥‥‥‥‥‥‥ 55
03 最近のトピックス─使用前リネンの微生物汚染と医療関連感染‥‥‥‥‥ 56
04 感染対策におけるリネン管理のポイント‥‥‥‥‥‥‥‥‥‥‥‥‥‥ 56

⑦ 安全な注射処置‥‥‥‥‥‥‥‥‥‥‥‥‥‥‥‥‥‥‥‥法月正太郎 58

01 2007 年ガイドラインの概要‥‥‥‥‥‥‥‥‥‥‥‥‥‥‥‥‥‥‥ 58
02 正しい手技‥‥‥‥‥‥‥‥‥‥‥‥‥‥‥‥‥‥‥‥‥‥‥‥‥‥‥ 58
03 単回投与バイアル（Single-dose vial）と複数回投与バイアル（Multiple-dose vial）‥‥‥‥‥‥‥‥‥‥‥‥‥‥‥‥‥‥‥‥‥‥‥‥‥‥‥‥‥ 61
04 「モッタイナイ」が危険‥‥‥‥‥‥‥‥‥‥‥‥‥‥‥‥‥‥‥‥‥ 61
05 One and Only Campaign‥‥‥‥‥‥‥‥‥‥‥‥‥‥‥‥‥‥‥‥‥ 62

⑧ 針刺し‥‥‥‥‥‥‥‥‥‥‥‥‥‥‥‥‥‥‥‥‥‥‥渡邉都貴子 64

01 医療従事者の血液媒介病原体曝露対策‥‥‥‥‥‥‥‥‥‥‥‥‥‥‥ 64
02 工学的管理‥‥‥‥‥‥‥‥‥‥‥‥‥‥‥‥‥‥‥‥‥‥‥‥‥‥‥ 65
03 作業管理‥‥‥‥‥‥‥‥‥‥‥‥‥‥‥‥‥‥‥‥‥‥‥‥‥‥‥‥ 68

04	安全装置付き器材の針刺し防止効果	69
05	報告体制と対応	71
06	コスト管理	71

Part3　院内マニュアルづくり―標準予防策の取り入れ方

① 院内マニュアルの書き方　　　残間由美子　74

01	マニュアルとは	74
02	マニュアルを作成するために参考になるガイドライン	74
03	マニュアルの作成と承認	75
04	マニュアルの改定	75
05	マニュアルのファイル方法	75
06	マニュアルに含まれる項目	76
07	マニュアルに記載すべき実施項目の選定	76
08	マニュアル作成上の留意点	76
09	マニュアルの作成手順―標準予防策が遵守できるマニュアルを作るための方法	77
10	マニュアルの周知徹底方法	78
11	マニュアルの評価	78

索引 80

Part **1**

標準予防策の
概念と骨格

❶ 標準予防策の考え方

森澤　雄司

◆はじめに◆

　医療感染制御の基本となる隔離予防策の世界標準は，米国の疾病管理予防センター（Centers for Disease Control and Prevention：CDC）が中心となって作成された1996年に発表のガイドライン[1]に準拠していたが，2007年には新しいガイドラインが発表された[2]。しかし，基本的には大きな変更はないと考えてよく，隔離予防策で最も中心となる考え方の一つとして，**感染症の診断・推定の有無にかかわらず，全ての患者に対し標準予防策（standard precautions）をとる**ことが挙げられる。これは，感染源になりうるとわかっているもののみならず，患者が未検査である場合などで確認されていない感染源から生じる病院感染症のリスクをも減少させる。とくに，①血液，②体液，汗を除く分泌物，排泄物，③皮膚破綻部，④粘膜については，常に感染性を有すると考えて対応することが必要である。また，現場の実践的な医療感染制御の観点からは，**診断が確定する以前から予防策を取る必要があり**，すべての症例に標準予防策を適用した上で，さらに臨床所見から特定の病原体や病態が疑われる場合などには，速やかに必要な感染経路別予防策を先制攻撃的にとるように心掛けるべきである。

01 標準予防策

　標準予防策として強調するべき点を以下に挙げる。

① 患者をケアする前後には必ず手指衛生を図る。流水と石鹸による手洗いと速乾性擦式手指消毒薬剤，手指に視認できるなどの明らかな汚染がない場合には速乾性擦式手指消毒薬剤の使用のみでもよい。下痢症状を呈する患者のケアでは流水と石鹸による手洗いが必要である。

② 血液や（汗を除く）体液に触れる可能性がある際は手袋を着用する。血液や体液が飛散する可能性があるときにはマスク・フェイスシールド・ガウン（個人防護具；Personal Protective Equipments：PPE）を着用する。適切な着用方法に注意が必要であるが，PPEを外す際にも汚染がないように配慮する必要がある。

③ 呼吸器衛生，いわゆる咳エチケットを遵守する。

④ 環境整備，とくに高頻度接触表面を中心とした病院清掃に配慮する。リネン類などの洗濯物は静かに取り扱う。

⑤ 安全で無菌的な注射手技を徹底する。

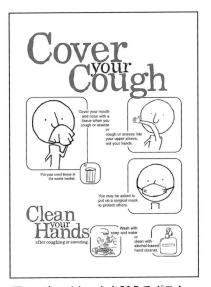

図1 咳エチケットを訴えるポスター
(Centers for Disease Control and Prevention：
Cover Your Cough. https://www.cdc.gov/flu/
protect/covercough.htm より)

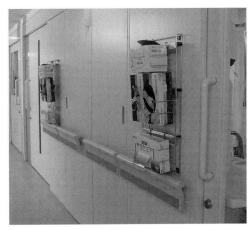

図2 病室の前に設置した個人防護具ラック
それぞれの病室の前にサージカルマスク，診察用手袋，エプロンを標準配備（自治医科大学附属病院）

⑥ 針・メスなどの鋭利な器具・装置を使用する時には，針刺し・切創を生じないように十分に気をつける。（とくに使用済みの針はリキャップせずにそのまま耐貫通性容器に廃棄する。）
⑦ 腰椎穿刺から薬液を注入する際にはマスクを必ず着用する。

　すべての対策の基本である手指衛生については，視認できるなど明かな汚染がない場合には速乾性擦式アルコール消毒薬を使用すればよい。しかし，アルコールはノロウイルスには活性が弱く，抗菌薬関連下痢症において最も重要な *Clostridium difficile*（系統細菌学的な所見から2016年より *Clostridioides difficile* と呼称することが推奨されているが，臨床的には旧称で呼び慣わされており，本書では旧称で統一する）が芽胞産生菌であることから，これらの疾患の確定診断が困難なこともあって下痢症状については流水と石鹸の手洗いが必要になると認識しなければならない。

　新しく標準予防策に加えられた咳エチケット（**図1**）とは，呼吸器衛生（respiratory hygiene）とも呼ばれるが，咳による病原体の飛散や環境汚染を避けるために，咳を素手で受けないようにする注意やマスク着用の励行などを訴えるものである。

　これらの標準予防策に加え，特殊な患者のケアのために感染経路を考慮した感染経路別予防策があり，①接触感染予防策，②飛沫感染予防策，③空気感染予防策の3つである。病原体がどの感染経路をとるかによって対策が異なるが，実際には標準予防策で十分な場合も多い。

　なお，現場の医療従事者がPPEを適切に使用するためには，PPEへのアクセスが重要であり，スタッフ・ステーションで集中的に管理するのではなく，それぞれの病室のすぐ前に標準的に装備されていることが望ましい（**図2**）。

02 ▶ 個人防護具（PPE）の着脱に関する注意点

　接触感染予防策では，皮膚と皮膚の直接的な接触などで生じる直接接触と，医療器具などを介した間接接触が問題である。いずれも適切な洗浄（手洗い・手指衛生を含む）および消毒が最も有効な予防策である。物理的な遮蔽も正しく行えば有効であり，とくに患者のケアを行う場合や感染性物質に接触する場合には，手袋，状況によりガウンを着用する。患者のケアに使用する器具は，できるかぎり患者間で共有しない。**アウトブレイクに関連したリスクが高いと評価される高度耐性菌の検出例や** *C. difficile* **関連疾患を含む消化管感染症**などが対象となる（**表1**）。実際には個室病床を含む医療資源が限られたわが国においては，どのような場合に接触感染予防策を実践するかを一律に決定することは困難であり，隔離解除に関する科学的根拠も乏しく，感染管理認定看護師などの専門担当者による感染防止リスクアセスメントの上で方針を決定することが望ましい。

　飛沫感染予防策では，咳・くしゃみ，または気管吸引時などに生じる5μm径よりも大きい飛沫に存在する病原体が問題であり，これらの飛沫が鼻粘膜などに付着することによって起こる感染伝播を遮断する。飛沫は重いため約1m以上も飛び散ることはない。したがって，患者の1〜2m以内で作業する場合にはマスクを着用する。さらに，患者の周囲に落ちた飛沫にも対応する必要があり，前述の接触感染予防策と同様の対応も追加するのが適切であると考える。

　血液・体液の飛散に対応するための標準予防策でもPPEは必要であるが，コストの観点から標準予防策では袖のないディスポーザブル・エプロン，接触感染予防策・飛沫感染予防策では

表1　感染経路別予防策を適用する病原体・病態の具体例

接触感染予防策	高度耐性菌〔感染防止リスクアセスメントによる； 　メチシリン耐性黄色ブドウ球菌（MRSA），バンコマイシン耐性腸球菌（VRE）， 　基質特異性拡張型βラクタマーゼ（ESBL）産生菌，多剤耐性緑膿菌（MDRP）， 　多剤耐性 *Acinetobacter baumannii*（MDRAB）など〕， *Clostridium difficile* 感染症，腸管出血性大腸菌， ノロウイルス胃腸炎，ロタウイルス胃腸炎， A型肝炎， 疥癬，シラミ， RSウイルス，流行性角結膜炎（EKC）， ウイルス性出血熱など
飛沫感染予防策	インフルエンザ，百日咳，A群レンサ球菌性咽頭炎， 髄膜炎菌性髄膜炎，肺ペスト， ムンプス，風疹，パルボB19ウイルスなど
空気感染予防策	（喀痰塗沫陽性）結核，麻疹，水痘（免疫不全に伴う帯状疱疹を含む） （ときにインフルエンザ，ノロウイルス胃腸炎） （サル痘，バイオテロによる天然痘）

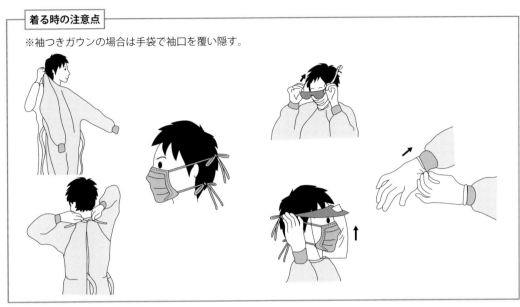

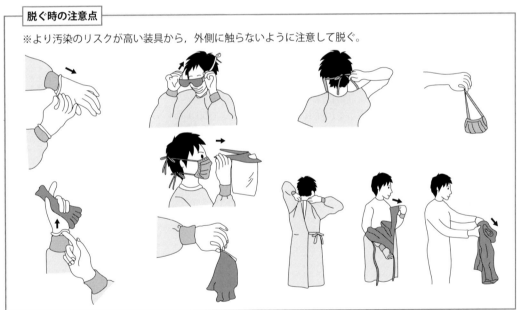

図3　個人防護具（Personal Protective Equipments：PPE）の着脱方法に関する注意点

（文献2より）

ディスポーザブルでも袖のあるガウンを着用するように使い分ける施設もある。袖つきガウンを着用する場合，手袋は袖口を覆い隠すように着用するべきである（**図3**）。

　接触感染予防策および飛沫感染予防策においては，ガウン，サージカルマスク，フェイスシールド，手袋のPPEを適切に使用することが重要である。サージカルマスクではきちんと口と鼻を覆ってフィッティングに配慮するなどの注意点が挙げられるが，さらに重要なのは脱ぎ方であ

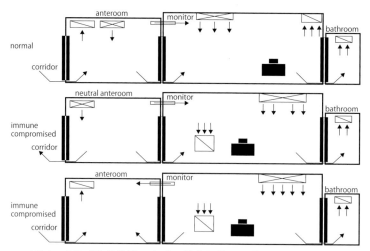

図4 空気感染予防策のための前室を備えた陰圧空調管理病室
（文献2より）

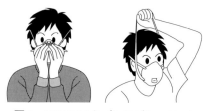

図5 N95マスク（レスピレーター）
（文献2より）

り，手袋からマスクやフェイスシールド，そしてガウンという順番で，より汚染されている可能性が高い装具から慎重に脱ぐ習慣を身に付けたい。

空気感染予防策は，飛沫の一部が乾燥した5μm径以下の飛沫核に付着した病原体が長時間にわたって空気中を浮遊し続ける**結核（喀痰塗沫陽性症例）・麻疹・水痘（免疫不全症例の帯状疱疹を含む）**に適用する。空気感染予防策は病室が常に廊下に対して陰圧となる特殊な空調設備（**図4**）やN95マスク（レスピレーター）（**図5**）などが必要である。N95マスク（レスピレーター）を着用する際にはフィッティングの確認が重要であり，装着する度に漏れがないことをチェックするuser-seal checkを実践するのがよい。N95マスク（レスピレーター）を装着した上で軽く手をあて，強く息を吐いたり吸ったりして漏れがないことを確認する（**図5**）。本来的には専用器具を用いたフィットテストが必要であるが，現状では実践している施設は少ない。また，電動ファンを利用してディスポーザブルのフードに携帯式空気清浄器から動力によって強制的に給気するような器材（high-efficiency powered air-purifying respirator：PAPR）も使用されるようになっている。

患者の移動が必要な場合にはサージカルマスクを着用させて飛沫核の散乱を最小限にする。
また，麻疹・水痘に免疫のある医療従事者が麻疹・水痘の患者に接する場合に標準予防策で対

応すればよいが，患者は空調に配慮した個室管理に置く必要がある。文献によれば喀痰塗抹陰性結核やインフルエンザ，ノロウイルスも空気感染様伝播形式をとったとされる報告があるが，ほとんどの場合，インフルエンザは接触・飛沫感染予防策，ノロウイルスには接触感染予防策で対応することが可能である。

03　標準予防策と MRSA 対策

　例えば，メチシリン耐性黄色ブドウ球菌（methicillin-resistant *Staphylococcus aureus*：MRSA）はわが国で最も重要な医療関連感染症の起因菌の一つであり，とくに中心静脈ラインを含む血管内留置カテーテル関連血流感染症，外科手術部位感染症，皮膚・軟部組織感染症などの原因となる。さらには人工呼吸器管理やインフルエンザ罹患後の合併症として重篤な医療関連肺炎の起因菌と診断される場合もある。急性期ケア病院では侵襲的な処置が多く，皮膚に損傷を与えて MRSA の侵入門戸となる場合が少なくないため特に注意が必要であることは広く知られている。しかし，すべての MRSA 保菌者を同定することはすべての症例に細菌培養検査を実施しなければ不可能である。実際的には感染防止リスクアセスメント（Infection Prevention Risk Assessment：IPRA）に基づいて，臨床症状の有無に関係なく，保菌の有無を定期的にチェックする積極的監視検査（Active Surveillance Test：AST），または積極的監視培養（Active Surveillance Culture：ASC）を検討することとなる。入院時または転床時，入院期間が長い場合は週1回などのペースで鼻腔・咽頭，さらに皮膚破綻部からも検体を採取するプロトコールなどがあり，ASC はアメリカ医療疫学学会（Society for Healthcare Epidemiology of America：SHEA）のガイドライン[3]でも推奨されており，医療関連感染対策実践勧告委員会（HICPAC）ガイドライン[2]でも対策が十分な成果を挙げない場合に検討するべきであると記載される。しかし，AST/ASC の効果を検討した研究報告は少なくないが，その有効性に関する結果は一定せず，定説を形成するには至っていない。実際，手指衛生の徹底のみにより AST の実施なく MRSA のコントロールを達成することが出来たとの報告[4]もある。

　また，MRSA 陽性のために個室隔離となった心不全症例で，隔離が必要でなかった症例と比較して医療事故の発生率が高かったとする報告[5]もあって，患者の基本的人権にも配慮しつつ，過剰な個室隔離管理は避けたいところである。一般論として，耐性菌への対応を判断するには，病原体が常在細菌叢に入り込むことがあるか，病原体が呼吸器系分泌物や便などに存在する場合は感染成立に十分な量や感染経路が存在するかなどの諸点を検討する必要がある。幸いなことに MRSA 感染症に対してはバンコマイシン（VCM）やダプトマイシン（DAP），リネゾリド（LZD）などの治療薬が存在するが，黄色ブドウ球菌（*S. aureus*）感染症は遠隔転移病巣による骨髄炎や腸腰筋膿瘍などの合併症を認めることがまれでなく，再燃・再発も多いため，やはり MRSA の水平伝播は出来る限り避けたいところである。

なお，多剤耐性菌管理ガイドライン[3]は，接触感染予防策を解除する時期に関する推奨事項はないと明記しているが，MRSAのような多剤耐性菌はASCの結果が1〜2週間の間に2〜3回以上の陰性が確認されるまで隔離するのが一般的であるとしている。

◆おわりに◆

世界標準となっている隔離予防策ガイドライン[1]の内容を中心に概説した。実際の運用は，現場における感染防止リスクアセスメントに基いて，現場の感染対策スタッフが方針を決定すべきである。感染対策担当者による専門性の高い判断に基づき，すべての医療従事者が標準的な感染管理・医療安全を実践することが望まれている。

最近の遺伝子工学的手法の急激な進歩により，塩基配列の決定は想像をはるかに超えて迅速になっており，すでに臨床的に分離されたMRSAの全塩基配列の解析に基くアウトブレイク調査が報告されている[6]。医療関連防止対策はすべての医療従事者に対する人間工学的なアプローチによる組織安全文化の醸成こそが最も重要であるが，組織横断的対策であればこそ，より説得力のあるエビデンスの構築は急務であり，新たな手法を積極的に取り入れて科学的議論のレベルを上げていくことも考えなければならない。

標準予防策はその入り口である。

Reference

1) Garner JS：Guideline for Isolation Precautions in Hospitals. The Hospital Infection Control Practices Advisory Committee (HICPAC). Infect Control Hosp Epidemiol 17：53-80 (s), 1996

2) Siegel JD, Rhinehart E, Jackson M et al：2007 Guideline for Isolation Precautions：Preventing Transmission of Infectious Agents in Healthcare Settings. http://www.cdc.gov/hicpac/2007IP/2007isolationPrecautions.html

3) Muto CA, Jernigan JA, Ostrowsky BE et al：SHEA Guideline for Preventing Nosocomial Transmission of Multi-drug-Resistant Strains of *Staphylococcus aureus* and *Enterococcus*. Infect Control Hosp Epidemiol 24：362-386, 2003

4) Nijssen S, Bonten MJ, Weinstein RA：Are Active Microbiological Culture and Subsequent Isolation Needed to Prevent the Spread of Methicillin-Resistant *Staphylococcus aureus*? Clin Infect Dis 40：405-409, 2005

5) Stelfox HT, Bates DW, Redelmeier DA：Safety of Patients Isolated for Infection Control. JAMA 290：1899-1905, 2003

6) Kösner CU, Holden MT, Ellington MJ et al：Rapid Whole-Genome Sequencing for Investigation of a Neonatal MRSA Outbreak. N Engl J Med 366：2267-2275, 2012

Part **2**

標準予防策の実践

❶ 手指衛生

渡邉都貴子

　WHO（World Health Organization）は，手指衛生のガイドラインを 2005 年頃より何度も draft として改変しながら公開し，最終的に 2009 年に Guidelines on Hand Hygiene in Health Care[1]（以後 WHO 手指衛生ガイドラインとする）を公開した。当初からキャッチフレーズとして「Save lives：Clean Your Hands」を掲げていたが，薬剤耐性菌が世界的な問題となっている最近では，その一環として「FIGHT ANTIBIOTIC RESISTANCE... It's in your Hands（耐性菌との戦い，それはあなたの手の中に）」というポスターを作成してキャンペーンをしている。続いて適切な時に手指衛生をして耐性菌の蔓延を防止しようと記載されたポスターになっている。2015 年 5 月，WHO 総会で薬剤耐性菌に関する国際行動計画が採択された。これを受け，2016 年 4 月に厚生労働省は「薬剤耐性（AMR）対策アクションプラン」を提示した。このアクションプランでは，様々な関連分野（医療・介護分野，畜水産・獣医療分野），施設，職種の取らなければならない行動が記載されている。医療施設においては抗菌薬の適正使用とともに，感染予防策として，手指衛生は言うまでもなくもっとも有効かつ重要な医療関連感染予防対策である。施設での感染だけでなく，食品由来と思われる感染や市中感染が増え，また，カルバペネム耐性腸内細菌科細菌（Carbapenem-Resistant Enterobacteriaceae：CRE）などの耐性菌が海外から持ち込まれる事例が報告されるなど，いつどこで誰が薬剤耐性菌を医療施設に持ち込むかもしれないという状況の中で，医療従事者個々がさらに自発的に手指衛生に取り組むことは急務である。しかしながら，今なお医療現場では手指衛生のアドヒアランスがなかなか改善できず，啓発しなければならない重点項目の 1 つである。ここでは，手指衛生のアドヒアランスを向上させまた評価するために，手指衛生をいつどのようにするかを明確にし，遵守率を測定し丁寧に指導を繰り返し，さらに最終目的である医療関連感染の減少につながっているかどうかを評価し，情報を提供していくというより効果的なプロセスについて検討する。

01　手指衛生（Hand hygiene）とは

　まず，手指衛生とは何かを明確にしておこう。CDC（Centers for Disease Control and Prevention）から 2007 年に公開された 2007 Guideline for Isolation Precautions：Preventing Transmission of Infectious Agents in Healthcare Settings[2]（以下，CDC 隔離予防策のガイドラインとする）によると，手指衛生とは，流水と石鹸または抗菌剤入り石鹸による手洗いと，アルコール

含有の擦式アルコール消毒薬による消毒の両方を示している。このほか手術時の手指衛生も手指衛生に含まれる（今回は省略する）。手指衛生の方法の選択について，手指に目に見える汚れがない限り抗菌剤入り石鹸または普通の石鹸による手洗いよりも，殺菌活性に優れ，皮膚の乾燥が少なく，さらにどこでも簡便に使用できるアルコールベースの手指消毒薬を使用することを推奨している。

02 手指衛生のガイドラインと手指衛生が必要な時

2007年のCDC隔離予防策のガイドラインのなかの手指衛生の項目は，2002年にCDCが公開したGuideline for Hand Hygiene in Health-Care Settings[3]（以後，CDC手指衛生のガイドラインとする）が土台となっており大きな変化は見られない。2002年の手指衛生のガイドラインには記載されていて，2007年の隔離予防策のガイドラインには記載されていない項目で，日常的な手指衛生の指導において重要だと思うのは，食事の前，トイレの後の手指衛生は流水と石鹸または抗菌剤入り石鹸で行うという項目である。*Clostridium difficile* のアウトブレイクやアルコールがやや効きにくいとされるノロウイルスの施設内アウトブレイクの予防を考えると，この項目については医療従事者だけでなく患者への指導も重要である。猫カリシウイルスやマウスノロウイルスなどの代用ウイルスを使用した実験で高濃度のアルコール（70%以上）ベースの手指消毒剤を30秒接触させればノロウイルスをほぼ不活化できるという論文も発表されているが[4, 5]，臨床の現場で，手指衛生を行う際30秒以上アルコールに接触させるというのは現実的には難しい。したがって食事の前，トイレの後は，流水と石鹸で十分に手洗いをするという指導をすることは重要である。また，2002年のCDC手指衛生のガイドラインには，侵襲的処置の前の手指衛生や，中心静脈カテーテルの挿入時は滅菌手袋を装着前に手指衛生をすると明記していたが，これらについても2007年のガイドラインでは記載がない。これは「患者に接触前」または「体の汚染された部位から清潔な部位へと手を移動させる際」という項目で補われるのであり，実際にいつ手指衛生をする必要があるのかについて指導に当たるときには，このような具体的な説明を付け加えることが必要である。

WHO手指衛生ガイドラインでは，手指衛生に関して詳細に説明をしており，特に手指衛生のアドヒアランスの改善に関する様々なチェックリストが充実している（組織に関するチェックリスト，設備に関するチェックリスト，観察法による手指衛生のアドヒアランス測定チェックリスト，手指衛生材料＜消毒薬，石鹸＞の測定チェックリスト，医療従事者の手指衛生に関する意識調査など）。WHOは，手指衛生をするべき場面についてよりわかりやすく説明するために "My five moments for hand hygiene：5つの手指衛生をすべき時"[1] としてまとめている。また，実践でより理解しやすくするために，"Hand Hygiene Technical Reference manual"[6] を公開している。そのマニュアルに手指衛生の5つのタイミングの臨床の場面での例を掲載しているが，そ

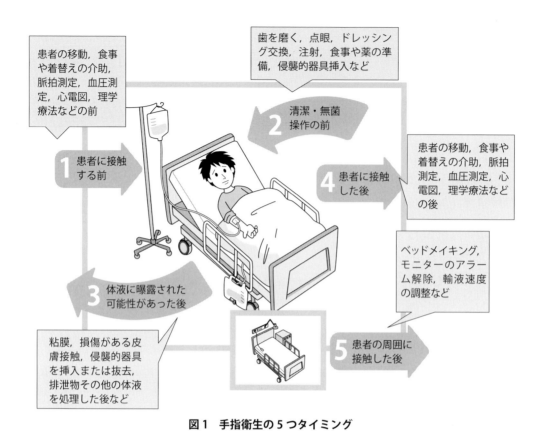

図1　手指衛生の5つタイミング

（文献6より改変）

の例を参考に5つのタイミングの図の中に具体的な場面を入れて筆者が作成したものを**図1**に示した。この図から，1つの処置には清潔と不潔が存在することがわかり，「1処置1手洗い」と言われていたが，「1処置少なくとも2手指衛生」であることがわかる。たとえば中心ラインの挿入が清潔操作であったとすると，終了時は逆に血液の曝露を受けた可能性がある操作になる。同様に，吸引についても，吸引をする前は清潔操作となり，吸引後は分泌物に曝露した可能性がある処置の後として前後に手指衛生が必要となる。また手指衛生の5つのタイミングでは，患者領域のどこに触れていても清潔／無菌操作の前には手指衛生が必要であると説明している。これは，実践するのは困難である。末梢の血管内留置カテーテルを挿入する場合を考えてみよう。患者に接触する前に手指衛生をして，駆血帯を装着し，もう一度手指衛生をして清潔な手袋をし，血管を確認してから穿刺部位を消毒してカテーテルを挿入する。カテーテルをラインにつないで滴下をしなければならないが，滴下用のクレンメに触る前にも手袋を外して手指衛生が必要ということになる。なぜなら手袋には血液が着いている可能性があるからである。そしてドレッシングで覆って最後にもう一度手指衛生をすることになる。もしここで手指衛生をしないでクレンメに触ったのであれば，後でその部分を消毒する必要がある。そのため，このあたりの取り決めをきちんとしておく必要がある。Kampfら[7]は，末梢血管内留置カテーテル挿入の手順

表1　末梢静脈ライン挿入時のコンプライアンスの測定

Type of activity	Profession	Compliance rate before intervention	Compliance rate after intervention	p-value
患者接触前の手指消毒	All	11.6%　(24 of 207)	57.9%　(117 of 202)	<0.001
	Doctors	13.0%　(17 of 131)	44.9%　(62 of 138)	<0.001
	Nurses	9.2%　(7 of 76)	85.9%　(55 of 64)	<0.001
消毒後の穿刺部位に触らない	All	33.3%　(69 of 207)	66.3%　(134 of 202)	<0.001
	Doctors	22.1%　(29 of 131)	60.1%　(83 of 138)	<0.001
	Nurses	52.6%　(40 of 76)	79.7%　(51 of 64)	0.001
無菌操作の前の手指消毒	All	0.5%　(1 of 207)	45.5%　(92 of 202)	<0.001
	Doctors	0.8%　(1 of 131)	39.1%　(54 of 138)	<0.001
	Nurses	0%　(0 of 76)	59.4%　(38 of 64)	<0.001
穿刺部位に滅菌ドレッシング	All	24.6%　(51 of 207)	73.3%　(148 of 202)	<0.001
	Doctors	4.6%　(6 of 131)	68.8%　(95 of 138)	<0.001
	Nurses	59.2%　(45 of 76)	82.8%　(53 of 64)	0.002

（文献7より改変）

に沿った手順のモニターリングをしている。指導内容は，①患者に接触する前に手指衛生をする ②挿入部位を消毒する ③消毒した穿刺部位には素手で触らない ④穿刺前に手指消毒をする（ここで手袋をしているようである）⑤滅菌ドレッシングで覆うという5項目である。操作の途中，挿入の直前に手指衛生をもう一度しなければならないという非常に遵守しにくいものであるが，遵守率は向上している。しかし，この文献にはそのことで血流感染がどうなったかというデータはなく，本当に途中で手指衛生がいるか，無菌操作で補えないかという疑問を持つ（**表1**）。

　2012年に，WHOは「Hand Hygiene Outpatient and Home-based Care and Long-term Care Facilities（外来・在宅ケア・長期療養施設における手指衛生）」[8] を公表した。このガイドラインは，種々の処置に沿って手指衛生の必要なタイミングをシーケンスで示していることで，実践可能かどうかは別としてわかりやすく表現されている。内容としては，外来診療では：採血場面，予防接種場面，レントゲン撮影場面，透析，産科，歯科診療，在宅ケアでは：入浴介助，ガーゼ交換，長期療養型施設では：バイタルチェックと血糖値測定用採血，おむつ交換，リハビリなどが示されている。**表2-1**，**表2-2**に採血の場面の例と長期療養型施設でのバイタルサイン測定と血糖値測定用採血場面のシークエンスを示した。前者で2回，後者で3回手指衛生をするようになっており，連続して他の患者に行われる場合は，1回手指衛生が減る。これは，手順の中で手指衛生を指導することの重要性を示しており，様々な手順を作成する際は，手指衛生をどこでするのかを記載しておくことが望まれる。

　アシネトバクター・バウマニ（*Acinetobacter baumannii*）などの乾燥した環境でも生息できる

表 2-1　外来での採血場面

A. 患者が入室し椅子に座る（一方，前の患者は退出する）。医療従事者は患者の名前と住所を尋ねる。
B. 患者の ID を確認しながら，採血管を選んでラベル付けし，患者に袖をまくり上げ前腕を出すよう指示。
C. 穿刺用の用具（針，消毒剤，パッド，駆血帯，絆創膏）を準備。
D. 駆血帯を腕に巻く。**手指衛生をする**（最小限の要件を満たす 1 つの機会となる 1 と 2 のタイミング）
E. 未滅菌手袋を着用する。
F. 2 本の指で静脈の位置を触って確認する。
G. 穿刺部位を消毒して，消毒綿を捨てる。
H. 静脈を穿刺し，採血する。
I. 駆血帯を外す。
J. 医療従事者は針を抜き，患者に穿刺部位を圧迫するよう依頼しながら，針を廃棄容器に廃棄する。
K. 採血管をラックに置き，**残りの器材を廃棄**する。
L. 穿刺部位に絆創膏を貼る。
M. 手袋を外し廃棄する。**手指衛生をする**（タイミング 3 と 4 の合致）。
N. 患者が退出し次の患者が入室する間に，書類にタスクを記録する。

（文献 8 より改変）

表 2-2　高齢者施設の寝たきりの入居者のバイタルサインと臨床パラメータのチェック

A. 入居者の部屋に入り口頭で挨拶する。**手指衛生をする**（タイミング 1）。
B. 血圧を測ることを説明する。
C. 入居者の腕の掛物を取り，血圧を測定する。
D. 入居者が楽な姿勢で座るのを手伝う。
E. 消毒綿を使って入居者の指を消毒する，消毒綿を捨てる。**手指衛生をする**（タイミング 2）。
F. 手袋を装着する。
G. 指穿刺器具（ランセット）を使って，指から血液検体を採取する。
H. 指穿刺器具（ランセット）を廃棄容器に廃棄する。
I. 血液をチップに付ける。
J. 穿刺部位にガーゼを当て，出血が止まるまで少し圧迫する。
K. 手袋を外して廃棄する。**手指衛生をする**（タイミング 3 と 4 の結合）。
L. 結果を読み，記録する。
M. 入居者の部屋をでる。

（文献 8 より改変）

微生物による院内感染防止を考えるとき，患者のすぐそばの環境への接触についても明確にしていく必要がある。CDC 隔離予防策のガイドラインでは「ケアを行う際，環境表面から清潔な手が，また，汚染された手から環境表面が汚染するのを防ぐため，患者のすぐ近くの環境表面への接触はできるだけ避ける」と記載されている。これは，患者に接触した後は環境表面に接触する際，手指衛生をする必要があるとも解釈できる。しかし，CDC 手指衛生のガイドラインにも

WHO 手指衛生ガイドラインにも患者のすぐそばの環境に接触する前に手指衛生が必要という項目はない。そのことについて Sax ら[9] は，ドアノブに触って部屋に入ってきて，患者に直接接触する場合は，その前に手指衛生がいるが，ドアノブに接触してオーバーテーブルなどの患者のすぐそばの物品に接触してから患者に接触する場合は，環境に接触する前後のどちらかで手指衛生をすればよいと説明している。患者エリアに入ってきて患者のすぐそばの物品に接触する前の手指衛生の必要性についてはリスクが低く，エビデンスがないと説明している。したがって，患者のすぐそばの物品に接触するだけなら，接触前には手指衛生はいらないが，接触後は手指衛生をして部屋を出る必要があると説明している。しかし，これは基本的に必要なときの手指衛生がきちんとできていることが条件であると考える。また，患者のすぐそばの環境に接触する場合でも，それが輸液に触るなどの清潔・無菌操作を行うことになるのであれば，接触前直前に手指衛生が必要であるということを明確にしておかなければならない。

03　手指衛生の方法

　　WHO 手指衛生ガイドライン[1] では，擦式アルコール消毒薬による手指衛生の方法を 5 つの段階で示している。カップ状にした手掌全体に行き渡る量の擦式アルコール消毒薬を取り，①手掌と手掌をすり合わせる　②右の手掌を左の手背に重ね指の間を擦る。反対も同様に行う　③指の背側と反対の手の手掌を合わせ，ねじるように擦る　④手掌と手掌を合わせ，指の間を擦る　⑤左手の親指を右手の手掌で擦る。反対も同様に行う　⑥指先の両面を他の手の手掌に回すようにして擦る，というよく知られた 6 ステップによる擦式の方法であるが，最近，Tschudin-Sutter ら[10] は，その方法を 3 ステップにしても対数減少率はむしろ 3 ステップのほうが有意に大きかったと報告している。3 ステップとは，最初に一気に手指全体にアルコールを擦り込み，その後上記の⑥と⑤を行うという 3 ステップの方法である。彼らは，手指衛生の方法が簡単になることは，アドヒアランスを改善することにもなると報告している。3 ステップの方法を**図 2**に示した。Pires ら[11] は，ヨーロッパ基準（European Norm 1500）に従って実験をし，アルコールの接触時間を 30 秒より短くした場合の殺菌効果について述べている。30 秒間のラビングと 10 秒，15 秒，20 秒，45 秒のラビングを比較しているが，いずれも除菌効果に差はなく，15 秒と 30 秒のラビングを比較すると 15 秒のラビングの方が残存菌数が少なかったと報告している。この実験は，大腸菌を手に付けて行った実験であり，臨床での結果ではないためこれが有用であるかどうかはさらなる研究が必要であると述べている。この 2 つの論文には，後述の Dr. Pittet が関わっている。これらの研究の目的は，手指衛生に係る煩わしさの軽減や時間の短縮により，アドヒアランスを向上させることが目的であり，手指衛生のアドヒアランスに関する研究が少しずつ変化してきている。

　　擦式アルコール手指消毒薬使用と石鹸と流水による手洗いによる手荒れについて医療従事者の

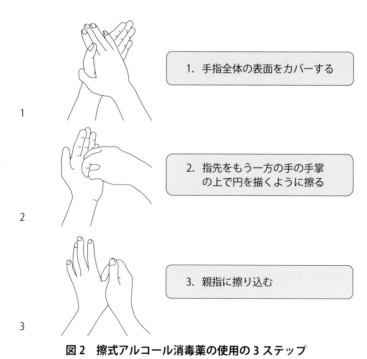

図2　擦式アルコール消毒薬の使用の3ステップ

（文献10より改変）

間でよく問題となるが，両者を比較した研究は多く報告されている。**図3**にChamoreyら[12]の最近の報告を引用した。擦式アルコール手指消毒薬を使用した場合，保護効果があることを明らかにしている。

　擦式アルコール手指消毒薬の製品の選択について考えてみる。リキッド，フォーム，ジェル状タイプの製品についてその除菌効果や手荒れの差についての研究が多く報告されているが，基本的には適切にエモリエント剤が配合され，ある一定以上のアルコール濃度が確保されていれば大きな差はないと考える。

　Kampf[13]は，クロルヘキシジングルコン酸塩（CHG）に対する耐性菌への懸念について，文献レビューを通して報告している。大腸菌（*Escherichia coli*），クレブシエラ属（*Klebsiella* spp），エンテロバクター属（*Enterobacter* spp），サルモネラ属（*Salmonella* spp），シュードモナス属（*Pseudomonas* spp），プロビデンシア属（*Providencia* spp），アシネトバクター属（*Acinetobacter* spp），セラチア属（*Serratia* spp），プロテウス属（*Proteus* spp），黄色ブドウ球菌（*Staphylococcus aureus*），コアグラーゼ陰性ブドウ球菌（Coagulase Negative Staphylococci：CNS），エンテロコッカス属（*Enterococcus* spp），のCHG耐性について述べ，手指衛生にCHG含有の製品を使用するのを控えるようコメントしている。CHGの使用量が最も多いのは手指衛生であり，WHOは，アルコール含有のハンドラブ製品を推奨しているのであり，CHGの含有は必要ないとしている。また，CHGバス（クロルヘキシジングルコン酸塩浴）は，そのエビデンスが明確ではないが，使用する量が少ないため各施設でその効果から使用の判断をするようコメ

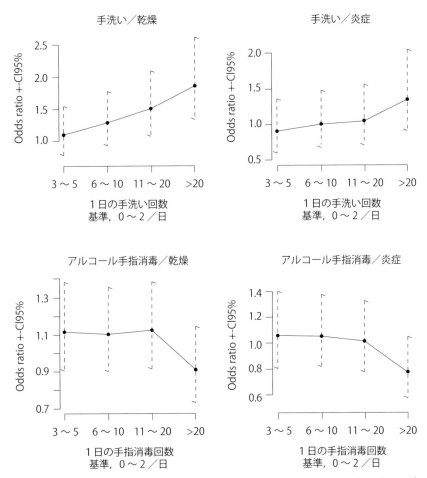

図3 手洗い，アルコール手指消毒の平均実施回数別標準化オッズ比（および95％信頼区間）を表した量－効果曲線

（文献12より）

ントしている．CHG含有製品については，その残存効果を期待するものであるが，CHG含有製品の手指消毒薬使用の必要性について，今後検討する必要がある．以前からDr. Kampfは環境への消毒薬の不用意な使用に警告を発している先生でもある．

04 その他の手指衛生に関する事項

まず，指輪の使用についてCDC隔離予防策のガイドラインでは，指輪をつけることによって手の細菌汚染は有意に増強するが，医療関連感染との関連性を明らかにした研究がないため，医療に従事する際の装着について勧告はしていない．WHO手指衛生ガイドラインでは，多くの文献を引用し，指輪の下の皮膚は多くの病原菌で汚染されていることを示し，指輪やその他の宝石

は医療に従事している間は装着するべきでないと述べている。宗教的，習慣的な理由から強く希望するのであれば，日常的なケアにおいてシンプルな結婚指輪のようなものであれば許されるが，手術室のようなハイリスクなところではするべきではないと述べている。Fagernes[14]らは，シンプルな指輪を1個だけつけた場合，手の総菌数の増加はなくまた黄色ブドウ球菌や非発酵グラム陰性桿菌の増加もなかったが，腸内細菌群が増加したと述べている。筆者はリスクがある可能性があるのであれば，あえて指輪をつける必要はなく，医療に従事する際は，指輪は外すことが望ましいと考える。

また，WHO手指衛生ガイドラインでは，マニキュアをつけたばかりでは爪周囲の皮膚の細菌汚染が少ないが，マニキュアがはがれかけると多数の病原菌で汚染されると述べている。また付け爪は，手指衛生の前後で付け爪をつけていない爪よりグラム陰性桿菌で汚染されていることを示し，患者に直接接触する医療従事者は付け爪やエクステンダーをつけるべきではないと述べている。

05 手指衛生のアドヒアランスの改善

手指衛生の遵守を向上させるための方法や手指衛生行動に影響する要因については，2002年のCDC手指衛生のガイドラインやWHO手指衛生ガイドラインには詳細に紹介されているので参照していただきたい。

Pincockら[15]の論文より効果的な手指衛生の改善について筆者が引用作成した図を**図4**に示した。手指衛生のアドヒアランスを改善するために多面的にとらえて介入するための要素が記載されている。

Larsonら[16]は手指衛生のアドヒアランスの改善に当たって考慮すべき点について次のように述べている。

● 感染管理スタッフのフラストレーションや臨床のスタッフの怒りをまねくような強制的な方法を用いず，精神的な負担を避けること。
● どのような動機付けが行動の変容を起こすかという理解と，戦略的で長期間に及ぶ計画を立てる忍耐力を養うこと。
● 早急な結果を求める管理者に上記のことを理解するよう助けること。
● クリニカルスタッフが意義を認め，さらに継続的にどのように多面的で長期的な戦略を展開するかを決定し，取り組むよう支援する。
● 手指衛生に関するフィードバックや介入がタイムリーで制裁的でなく，個別で顧客中心であることを確認し，実行可能なフィードバックモデルを用いる。

Larsonらは，成功したプログラムに共通するキーワードは，長期的であること，管理者や臨床のリーダーと同じように臨床実践レベルのスタッフを十分に活用すること，尊敬をし，制裁的

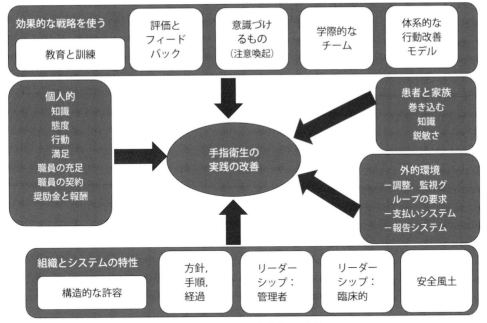

図4　効果的な手指衛生の改善

（文献15より引用。筆者一部改変）

でないこと，手指衛生の主導権と責任を感染管理スタッフから臨床スタッフに委嘱し組織風土を変えること，そして継続的に手指衛生の実践を改善し，感染率を下げるということが挙げられている。これは，感染管理担当者にとって非常に重要な教訓である。

　Marraらは，スタッフを活用するという戦略を報告しており，positive deviance（ポジティブな逸脱）という行動科学で使われる理論を用いた文献を紹介しており[17]，個人レベルや部署レベルで日常的にうまく解決している方法を見つけて，それを全体に広めるという方法で，多くのスタッフから意見を求める方法である。

　さらに，最近ではTeam STEPPSという，米国の国防省がAHRQ（Agency for Healthcare Research and Quality；医療品質研究調査機構）と協力して，医療におけるチームパフォーマンスを向上するために，エビデンスに基づいて開発した医療安全を推進するためのフレームワークであるが，感染管理の分野でも紹介されつつある。

　臨床スタッフの活用ということに関して，日本では専従の感染管理担当者が少ないために，1990年代よりリンクナース制度を導入している施設があったが（筆者の前任施設においても1995年より導入していた），最近香港や米国で手指衛生の遵守の改善やその他のマニュアルの遵守改善のために，リンクナースの採用が有効であったと報告している[18, 19]。

　手指衛生コンプライアンス（彼らはコンプライアンスと表現しているためそのままコンプライアンスと表現する）に関する研究で，最も有名でCDCやWHOの手指衛生に関するガイドラインの基礎ともなったと思われる文献を紹介する。Pittetら[20]は，ジュネーブ大学病院において

1994 年 12 月から 1997 年の 12 月まで，年 2 回観察法を用いて手指衛生のコンプライアンスを調査している。プログラムの主なものは，ポスターによるキャンペーンと行動のフィードバックである。ポスターは，70 種類作成されて，病院内 250 箇所に掲示され，頻回に交換される。介入の結果，コンプライアンスが 47.6％から 66.6％に改善したと報告している。

　図4のアドヒアランスを改善するための方法の中に，患者・家族を巻き込むという戦略が記載されている。これは，患者・家族参加型の手指衛生コンプライアンス改善モデルのことである。McGuckin ら[21]は，医療従事者の手指衛生が，院内感染に影響するということを患者に教育し，患者が医療従事者に対し自分の処置やケアを行う前に手指衛生をするように依頼するという方法で，介入後石鹼の使用量は 34％増加したと報告している。さらに，彼らは患者にアンケート調査をしており，医療従事者の誰かに手指衛生を求めたかという質問に 276 名中 157 名（57％）が Yes と回答し，そのうち 90％が看護師，医師に要求したのは 32％であった。また，気持ちよく要求できたという患者は 68％で，医療従事者の反応があった（手洗いをした）のは 81％であったと報告している。職種により接触回数の差があることも影響していると思われるが，特に医師への要求は難しいことを示唆している。Le-Abuyen ら[22]は，外来で患者に医療従事者が手指衛生をしたかどうかをチェックしてもらったという報告をしている。患者接触前に医師または看護師が手指衛生をしたかと問う簡単なものであるが，患者は 75.1％回答を返している。結果は，遵守率は 96.8％であった。この方法であれば協力が得られやすく，実施可能であるかもしれない。

　この他，アドヒアランスを改善する方法として，「飴と鞭」の方法がある。多くの文献がアドヒアランスが高かった病棟はピザパーティーができるなどの「飴」の対策を取るところが多いのであるが，Chou ら[23]は「鞭」の対策を取りアドヒアランスの改善を図ったと報告をしている。多面的な bundle を実行して手指衛生のコンプライアンスの文化を変えるというテーマで介入をしており，多面的な bundle のうちもっとも効果的であったのは，違反切符（violation letter を筆者がこのように訳した）を切るというものであった。違反切符は違反した職員の上司に送られ，上司は，アクションプランを作成・実施しそれを感染制御部に報告しなければならない。これは，厳しい方法ではあるが，感染管理を担当する者が大きな責任を負うのではなく，その部署の管理者を巻き込んで対策の一環を担ってもらうという姿勢は，風土を変えるという点から重要である。

06　手指衛生の評価

手指衛生のアドヒアランスの測定方法

　手指衛生のアドヒアランスを測定するための tool は，WHO のホームページに紹介されている。手指衛生の測定の目的に応じて tool を修正してもよい。介入前後の変化を測定するのか，

現状を評価し教育に使用するのかなど目的に応じて，観察項目を決定する。また，複雑な観察が困難であれば，特定の処置やケア（留置カテーテル挿入時，吸引の前後，おむつ交換の前後など）に限定して観察してもよい。いずれにしても，最終的には，医療関連の感染症を減少させるということが目的であるので，同時に医療関連感染サーベイランスを行い，合わせて評価することが必要である。直接観察法のほかに，モニター機器類を使ってアドヒアランスを測定する方法も開発されている[24, 25]。Sahud ら[24]は，部屋への出入りと液体石鹸やアルコール手指消毒剤のディスペンサーの作動を感知する機器を設置し，その回数からアドヒアランスを測定している。この方法は，観察する人の労力がなくて済み，時間を気にせずいつでも測定でき，人が見ているというバイアスがかからないという利点がある。しかし単純に何回部屋に入って何回手指衛生剤を使用したかという測定はできるが，どのような時にしたかという情報を得ることができないという欠点を持つ。2008年ごろからアドヒアランスの客観性や簡便性から，こういった機器によるモニタリングの効果を報告した文献が増えてきた中で，Pineles ら[26]は医療従事者の病室への出入りを感知する無線バッジの感度の悪さを指摘している。その他，ビデオ撮影をするという方法もある。したかどうかという「証拠」が残りインパクトがあるが，ビデオ撮影ができるところのみのデータしか入手できず，また，プライバシーの問題やビデオの分析などに時間を要するという欠点がある。

　観察によるアドヒアランスの測定が困難な場合は，石鹸や擦式アルコール手指消毒剤の使用量を測定する方法がある。使用量の測定の方法は，払い出しから使用量を推測する方法と，実際に現場に出向いて設置したボトルの減少量を測定する方法がある。また，個別のボトルを持っているのであれば，その使用個数を測定することもできる。実際にボトルの減少量を測定することは，これら3つの方法の中で測定者が現場へ出向くため，現場の医療従事者や患者になんらかのインパクトをもたらし2次的な効果も期待できるが，マンパワーが必要となる。

　どの方法でコンプライアンスを測定するかはともかくとして，継続していくことができる方法を選択することが重要であること，また，目的に応じて方法を組み合わせるなど工夫をしていただきたい。

● 手指衛生の効果

　手指衛生が改善されることによって医療関連感染への影響について，先に紹介した Pittet らの研究[20]をもう一度取り上げる。彼らは，手指衛生のコンプライアンスの改善に組織的に取り組み，手指衛生のコンプライアンスを改善することによって（遵守率1994年に47.6%から1997年には66.6%），メチシリン耐性黄色ブドウ球菌（Methicillin-Resistant *Staphylococcus aureus*：MRSA）の発生率（2.16/1,000 patient-days から 0.93/1,000 patient-days）と，トータルの院内感染症発生率が（16.9%から9.9%）低下したと報告をしている。彼らは，この結果を得るまでに3年間を要しており，改善のためには継続的な介入が必要であることを示唆している。また，同時に積極的監視培養と接触予防策の導入も行っているので手指衛生のコンプライ

アンスの改善だけによるとは言えないが，基本的には手指衛生の医療関連感染への影響の重要性を示している。

　Larsonら[27]は，NNIS（National Nosocomial Infections Surveillance）に参加する施設において，CDC手指衛生のガイドラインに従って介入し，その前後の手指衛生のコンプライアンスと感染率の比較をしている。ガイドラインに則した介入が十分に行われている施設とそうでない施設，手指衛生のアドヒアランスが高い施設とそうでない施設との医療関連感染の感染率を比較しているが，中心ライン関連血流感染のみが手指衛生コンプライアンスが高い施設で有意に減少していたと述べている。中心ライン関連の血流感染をおこす微生物として，CNSが一番多いことから，中心ライン関連の血流感染が最も影響を受けることはうなずける。

　Barnettら[28]は，オーストラリアで全国調査をした結果，6州のうち2州で手指衛生のアドヒアランスが改善されても医療関連の黄色ブドウ球菌による菌血症の発生の減少がなかったと報告し，この2州はすでに菌血症の発生のコントロールができていたためだと説明している。このように，手指衛生の効果を評価する際には，どの感染症を指標とするかも医療従事者へのインパクトとなりうる。

◆おわりに◆

　手指衛生の重要性はわかっている，しかし少しトーンダウンしてきていたかもしれない。だが今この世界的な耐性菌問題を期に，また，手指衛生を強調しなければならない。勿論手指衛生だけでは耐性菌の問題を解決できないことを前述した。今もう一度手指衛生のアドヒアランス改善を振り返ってほしい。

Reference

1) WHO：WHO Guidelines on hand hygiene in health care, 2009　http://apps.who.int/iris/bitstream/10665/44102/1/9789241597906_eng.pdf

2) Siegel JD, Rhinehart E, Jackson M et al：2007 Guideline for isolation precautions：preventing transmission of infectious agents in healthcare settings.　https://www.cdc.gov/infectioncontrol/pdf/guidelines/isolation-guidelines.pdf

3) Boyce JM, Pittet D：Guideline for hand hygiene in healthcare settings. MMWR 51（RR16）：1-44, 2002

4) Kampf G, Grotheer D, Steinmann J：Efficacy of three ethanol-based hand rubs against feline calicivirus, a surrogate virus for norovirus. J Hosp Infect 60：144–149, 2005

5) 清水優子，牛島廣治，北島正章ほか：ヒトノロウイルスの代替としてマウスノロウイルスを用いた消毒薬による不活化効果，環境感染誌 24（6）：388-394, 2009

6) WHO：Hand Hygiene Technical Reference Manual, 2009　http://apps.who.int/iris/bitstream/10665/44196/1/9789241598606_eng.pdf

7) Kampf G, Reise G, James C et al：Improving patient safety during insertion of peripheral venous catheters：an observational intervention study. GMS Hyg Infect Control 8（2）：Doc18, 2013

8) WHO：Hand Hygiene in Outpatient and Home-based Care and Long-term Care Facilities.　http://www.who.int/gpsc/5may/EN_GPSC1_PSP_HH_Outpatient_care/en/

9) Sax H, Allegranzi B, Chraiti M et al：The World Health Organization hand hygiene observation method. Am J Infect Control 37：827-834, 2009

10) Tschudin-Sutter S, Rotter ML, Frei R et al：Simplifying the WHO 'how to hand rub' technique：three steps are as effective as six — results from an experimental randomized crossover trial. Clin Microbiol Infect 23：409e1-409e4, 2017

11）Pires D, Soule H, Bellissimo-Rodrigues F et al：Hand Hygiene With Alcohol-Based Hand Rub：How Long Is Long Enough? Infect Control Hosp Epidemiol 38(5)：547-552，2017

12）Chamorey E, Marcy PY, Dandine M et al：A prospective multicenter study evaluating skin tolerance to standard hand hygiene techniques. Am J Infect Control 39：6-13，2011

13）Kampf G：Acquired resistance to chlorhexidine-is it time to establish an 'antiseptic stewardship' initiative? J Hosp Infect 94：213-227，2016

14）Fagernes M, Lingaas E, Bjark P：Impact of a single plain finger ring on the bacterial load on the hands of healthcare workers. Infect Control Hosp Epidemiol 28：1191-1195，2007

15）Pincock T, Bernstein P, Warthman S et al：Bundling hand hygiene interventions and measurement to decrease healthcare-associated infections. Am J Infect Control 40：S18-S27，2012

16）Larson E：Monitoring hand hygiene：Meaningless, harmful, or helpful? Am J Infect Control 41：S42-S45，2013

17）Marra AR, Guastelli LR, de Araujo CM et al：Positive deviance：a program for sustained improvement in hand hygiene compliance. Am J Infect Control 39：1-5，2011

18）Seto WH, Yuen SW, Cheung CW et al：Hand hygiene promotion and the participation of infection control link nurses：An effective innovation to overcome campaign fatigue. Am J Infect Control 41：1281-1283，2013

19）Sopirala MM, Yahle-Dunbar L, Smyer J et al：Infection Control Link Nurse Program：An interdisciplinary approach in targeting health care-acquired infection. Am J Infect Control 42：353-359，2014

20）Pittet D, Hugonnet S, Harbarth S et al：Effectiveness of a hospital-wide programme to improve compliance with hand hygiene. Lancet 356：1307-1312，2000

21）McGuckin M, Waterman R, Porten L et al：Patient education model for increasing handwashing compliance. Am J Infect Control 27：309-314，1999

22）Le-Abuyen S, Ng J, Kim S et al：Patient-as-Observer Approach：An alternative method for hand hygiene auditing in an ambulatory care setting. Am J Infect Control 42：439-442，2014

23）Chou T, Kerridge J, Kulkarni M et al：Changing the culture of hand hygiene compliance using a bundle that includes a violation letter. Am J Infect Control 38：575-578，2010

24）Sahud AG, Bhanot N, Radhakrishnan A et al：An electronic hand hygiene surveillance device：A pilot study exploring surrogate markers for hand hygiene compliance. Infect Control Hosp Epidemiol 31(6)：634-639，2010

25）Polgreen PM, Hlady CS, Severson MA et al：Method for automated monitoring of hand hygiene adherence without radio-frequency identification. Infect Control Hosp Epidemiol 31(12)：1294-1297，2010

26）Pineles LL, Morgan DJ, Limper HM et al：Accuracy of a radiofrequency identification (RFID) badge system to monitor hand hygiene behavior during routine clinical activities. Am J Infect Control 42：144-147，2014

27）Larson EL, Quiros D, Lin SX：Dissemination of the CDC's hand hygiene guideline and impact on infection rates. Am J infect Control 35：666-675，2007

28）Barnett AG, Page K, Campbell M et al：Changes in Healthcare-Associated *Staphylococcus aureus* Bloodstream Infections after the Introduction of a National Hand Hygiene Initiative. Infect Control Hosp Epidemiol 35(8)：1029-1036，2014

29）渡邉都貴子：感染制御の基本と知識を身に着けよう－手指衛生の遵守．臨床と微生物 41(増刊号)：545-555，2014

❷ 個人防護具

残間山美子

◆はじめに◆

　感染対策の基本は感染経路の遮断である。個人防護具（Personal Protective Equipment：以下PPE）は，患者から医療従事者への感染伝播，医療従事者から患者への感染伝播のリスク減少において，手指衛生と同様に有効である。しかし，適用，使用方法などを誤ると，病原体となる微生物からの曝露を防止できないばかりか，環境を汚染し微生物拡散の危険性がある。この項では，PPEの種類，それぞれのPPEの使用する場面，着脱方法，着脱のタイミングについて述べる。

01　PPEとは

　PPEとは，隔離予防策のためのCDCガイドラインでは，「感染性物質に対する防護のために職員によって着用される特殊な衣服や器具で，粘膜，気道，皮膚および衣服を病原体との接触から守るために単独または組み合わせて用いられるバリアおよびレスピレーターのこと」であるとしている[1]。米国では，米国労働安全衛生局（OSHA：Occupational Safety and Health Administration）により，雇用者が職員に適切なPPEを提供するための様々な規定を守らない場合は，罰金を科せられる[2]。

02　PPEの種類

　PPEには，手袋，エプロン，ガウン，シューカバー，サージカルマスク，N95マスク，ゴーグル，フェイスシールドなどがある（**図1**）。

03　PPEを使用する時

　標準予防策では，すべての患者に対して，血液，体液，分泌物などの湿性生体物質，粘膜，健常でない皮膚などを感染性のあるものとして扱う。PPEは，これら感染性のあるものが，手に

触れる可能性のある時には手袋を，衣類に飛散する可能性のある時はエプロンまたはガウンを，目に飛散する可能性のある時にはゴーグルまたはフェイスシールドを，口または鼻に飛散する可能性のある時にはマスクをというように，必要に応じて組み合わせて使用する。また，標準予防策に追加して行う感染経路別予防策の場合では，空気感染する結核，麻疹，水痘などのケアの場合には，N95マスク，飛沫感染するインフルエンザ，風疹，流行性耳下腺炎などのケアの場合には，サージカルマスク，接触感染する多剤耐性菌，ノロウイルスによる感染症の場合には，手袋，エプロンまたはガウンなどを使用する。
（麻疹，水痘，風疹，流行性耳下腺炎などの抗体保持者には不要となる場合もある。）

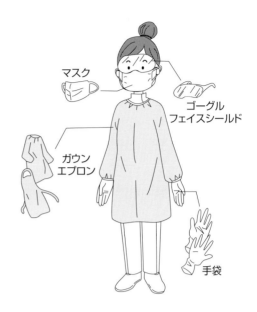

図1　個人防護具（PPE）

04　PPE 使用の原則

　これから行う治療，処置やケア場面に応じて，必要な PPE を選択し，正しく着脱し，正しく廃棄することにより，感染経路を遮断する。PPE 使用において共通する事項について列記する。
　① PPE は基本的にはシングルユースであり，一処置，患者ごとに交換する。（N95 マスクは例外で，後述するように使用者ごと数回使用できる。）
　② PPE は正しい方法，順番で着用し，正しい方法，順番で外す。
　③ PPE 使用後 PPE に付着した汚染を，周囲環境に広げないように直ちに廃棄する。
　④ PPE は必要な時に必要な場所で使用できるように，使用場所の近くに配置する。
　⑤ 清潔な状態で保管できるように管理する。（たとえば，水はねがある場所に設置しない。）
　⑥ PPE の外側で前部分は通常汚染されていると考える。
　⑦ PPE の内側，背部の外側，頭や背中のひもは通常清潔である可能性が高いと考える。
　⑧ PPE を脱いだあとは，手指衛生を行う。

以下，それぞれの PPE について述べる。

05 手袋

手袋の種類

手袋の素材には，ラテックス，ニトリル，プラスチック，ポリエチレン，ポリ塩化ビニルなどがある。素材ごとに特徴があるので，施設で採用する時は，使用場面，使用頻度，操作性，耐久性，価格などを総合的に検討し，使用推進が図れる製品を選択する。

ラテックス製は破れにくく操作性に優れていることから，侵襲的処置や長時間処置に向いているが，ラテックスアレルギーの問題がある。また手袋を装着しやすいように添加されているパウダー（コーンスターチ）は，それ自体がアレルゲンになることはないが，ラテックス抗原を吸着し，長時間ラテックスを手に留まらせることや，手袋から浮遊したラテックス抗原を吸着しているパウダーがエアロゾルとなって体内に吸入されるといわれており[3]，汎用する場合はパウダーフリーのものが望ましい。ニトリル製は，化学薬品に強いことから，化学療法調整時に使用されている。ラテックス製，ニトリル製ともに穴あきや破れに強い。ニトリル製はやや弾力があり，圧迫感が強いため長時間作業に不向きである。ビニール製は安価であり汎用されているが，ピンホールと呼ばれる小さな穴のあいている率が高く，バリア性が悪いため，微生物汚染が多い作業には不向きといえる。ビニール製のリーク（漏れ）率は 26～61%，ラテックス製 0～4%，ニトリル製 1～3% となっている[4]。素材，サイズともに使用者が選択できるように準備することが望ましい。

手袋が必要な場面

血液，体液，分泌物，排泄物が手に触れる可能性のある時，鋭利物を扱う時に使用する。具体的には，採血，静脈確保，吸引，便・尿失禁のケア，使用後器材の洗浄，血液，体液などで環境が汚染された場合の清掃，接触感染対策適応患者の病室に入室する前，創傷ケアや粘膜に触れるケアなどがある。

手袋使用のポイント

シングルユースで使用し，使いまわしをしない。1 患者ごとに交換する。同じ患者でも汚染部位から清潔部位へ手指を移動する場合は，ケアの途中でも手袋を交換する。

たとえば，オムツ交換の後に，点滴を行う場合は，同じ患者でも手袋を交換する。より清潔な処置，ケアから実施すると手袋交換の頻度が少なくなる。手袋を外した後は，外すときに手が汚染される可能性があること，手袋のピンホールから手が汚染されている可能性があることから，必ず手指衛生を行う。汚染部位に触れた手袋をした手で不用意に環境に触れない。

※ JIS 規格合格基準によれば，ピンホールの発生率は 1.68% 以下であるが，手術での使用後は

17％となり，長時間使用するほど穿孔率は高くなる[5]。

着脱時の注意

手袋を破損させることのないように，爪が切ってあることを確認する。手袋を着用する時は，手が乾燥しているほうがスムーズに着用できる。手袋を外す時は，自分の手が汚染されないように脱ぐ。ガウンやマスクなど他のPPEを一緒に使用している場合は，手袋は最後に着用し，最初に外す。理由は，手袋が一番汚染されていることから，汚染を拡散させないためである。汚染した手袋で自分の体や患者の処置以外の部分，周囲の物品（電話，コンピューターのキーボードなど）に触れない。

06 エプロン，ガウン

エプロン，ガウンが必要な場面

血液，体液，分泌物，排泄物が衣類に飛散する可能性のある時に使用する。エプロンとガウンは予想される汚染の範囲によって，どちらかを選択する。吸引，オムツ交換，尿道留置カテーテル廃液バッグからの尿廃棄など，汚染が体幹に限定される場合はエプロンを使用し，疥癬，全身熱傷などの創部ケアなど，衣類のみでなく腕など広範囲な汚染が予想される場合にはガウンを使用する。

手術や心臓カテーテル検査など無菌的な処置に使用するガウンは，上記ガウンとは異なり，滅菌済みで血液防護性があり，電気メスなどから引火しにくく，繊維からの塵埃が出にくいなどの素材のものが求められる。

エプロン，ガウン使用のポイント

シングルユースで使用し，使いまわししない。衣類への微生物汚染を防ぐために，撥水性，非透過性の素材を選択する。布製の「予防衣」と呼ばれているものはPPEではない。エプロン，ガウンは，他の患者へ移る前，病室から出る前に外す。

着脱時の注意

適切なサイズのガウンを選択する。ガウン着用時は背中の隙間をつくらないように，身ごろを合わせる。ガウンの袖口を，手袋で覆う。エプロンは襟周囲が空きすぎないように調整する。エプロン，ガウンとも汚染面に触れないように脱ぎ，汚染面を内側に包み込むようにたたんで廃棄する。エプロン，ガウンを外したあとは手指衛生を行う。

07 シューカバー

シューカバーが必要な場面

血液，体液，分泌物，排泄物が靴に飛散する可能性のある時に使用する。血液，体液，排泄物などにより，床が広範囲に汚染された場合や，手術時のように血液で床が汚染される可能性のある場合に使用する。

シューカバー使用のポイント

シューカバーが汚染した状態の時は，汚染を拡大させないために移動を最小限にする。シューカバーを使用した場合は，手袋を装着した手で最初に外す。

08 マスク（サージカルマスク・N95マスク）

サージカルマスクとは

医療用サージカルマスクの性能を表す基準として，細菌濾過効率（Bacterial Filtration Efficiency：BFE）と微粒子濾過効率（Particle Filtration Efficiency：PFE）がある。BFEは，平均径3μmの細菌の捕集性能を表す。数値が高いほど濾過効率が高い。PFEは，0.1μmの粒子をどのくらい濾過できるかを表す。

サージカルマスクの規格として，BFEが95％以上であることが，米国食品医薬品局（Food and Drug Administration：FDA）基準で求められている。

サージカルマスクが必要な場面

血液，体液，分泌物，排泄物が，口または鼻に飛散する可能性のある時にはサージカルマスクを使用する。また，咳，くしゃみのある人が，呼吸器分泌物を周囲の人や環境に拡散しないために，咳エチケットとしてサージカルマスクを使用する。また，結核の患者が，検査などで陰圧個室の病室を出る場合は，サージカルマスクを着用する。

その他，無菌テクニックが必要な場面，点滴調剤時，縫合処置，腰椎穿刺時などは，無菌域を汚染しないためにサージカルマスクを使用する。飛沫感染予防策でも患者に近づく場合は，サージカルマスクを使用する。

着脱時の注意

鼻，口を十分に覆う。鼻あて金具を鼻の形に合わせて，マスクのひだを顎までのばし，顔に

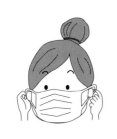

図2 マスクの外し方

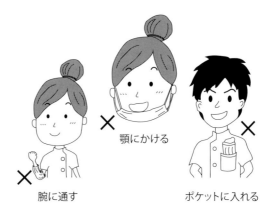

図3 不適切なマスクの使用方法

フィットさせる。外す場合は，マスクの表面に触れずに，紐またはゴム部分をつかんで外す（**図2**）。使用中にマスクを腕に通したり，顎にかけたり，ポケットに入れたりする行為をしてはいけない（**図3**）。

N95マスク（レスピレーター）とは

　N95マスクは，空気中に浮遊する非耐油性微粒子（NはNot resistant to oil；"耐油性がない"の略）のうち，平均径0.3μm未満の微粒子（固形塩化ナトリウム粒子）を95％以上捕集し，さらに立体的形状によって顔面にフィットさせることにより，マスク周囲からの空気の漏れを10％以下に抑える性能を有する「レスピレーター」と呼ばれる微粒子用マスクのことである。カップ型，折りたたみ型，くちばし型，弁つきのものなどがある。

N95マスクが必要な場面

　空気感染予防策として，医療従事者や家族が着用する。患者にN95マスクをつけるのは誤りである。結核，麻疹，水痘などが空気感染する疾患であるが，水痘，麻疹はすでに免疫をもっている人にN95マスクは不要である。

N95マスク使用のポイント

　シングルユースではなく，個別管理で繰り返し使用できる。マスクの汚染，破損，空気抵抗の増加（息苦しさが強くなる）がみられた場合は交換する。交換頻度の基準はない。
　保管はビニール袋を使用すると水滴がつくので，乾燥状態が保てるように紙バッグなどで保管する。いったんマスクに捕捉された結核菌が再遊離することはない。

フィットテストとユーザーシールチェック

　自分にあったN95マスクを選択する際に，マスクと顔のフィット性を確認するフィットテス

トがある。フィットテストには，定性的な方法と定量的な方法がある。マスクメーカーに問い合わせて，N95マスクを実際使用する前に確認しておくことが必要である。

　毎回装着時にはユーザーシールチェックを必ず行う。これはマスクが正しく装着できているかを確認するもので，フィットテストとは目的が違う。方法は，マスクの表面を手で覆い，ゆっくりと息を吐き，マスクと顔の間から空気が漏れていないか確認する。また，同様に表面を手で覆い，息をゆっくり吸い込み，マスクが吸い込まれればOKとする。結核の患者の病室に入る時は，N95マスクを装着し，ユーザーシールチェックを毎回行って，漏れがないか確認してから病室に入る。

09　フェイスシールド・ゴーグル

　血液，体液，分泌物，排泄物が目に飛散する可能性のある時にはゴーグル，目，鼻，口に飛散する場合はフェイスシールドを使用する。フェイスシールドには，使いすて，シールドのみ交換などのタイプがある。ゴーグルは目の周囲を密閉でき，防護性に優れているが，高価であり，曇りやすく，重い，眼鏡がかけられないなど装着しにくく，再利用が前提であるため，使用後洗浄が必要である。

フェイスシールド・ゴーグルが必要な場面
　血液，体液，分泌物の飛散やしぶきが出る処置，たとえば，気管内吸引，気管支鏡，侵襲的血管処置，創部洗浄，手術などの時は，フェイスシールドまたはゴーグルを使用する。眼鏡やコンタクトレンズは，十分な眼の防護とはならない。

ゴーグル・フェイスシールド使用時のポイント
　シールドのみ交換してフレームを再利用できるタイプは，軽い，曇りにくい，安価であるなど使用しやすいが，下面からの汚染を避けられない。また，フィルム交換時は，作業者の手とフレームが汚染されないような注意が必要である。アイシールド付きサージカルマスクは，マスクの上にシールドがついたもので，顔全体を覆うことが可能で，眼鏡をかけていても使用できる。曇りやすいが，着脱が簡単であるため，救急場面などで活用できる。シールドの表面に触れないように外す。フェイスシールドは，メガネの上から着用でき，通気性は良いが下からの汚染を避けられない。

着脱の順番
　PPEは，必要なものを組み合わせて使用する。すべてのPPEを装着した場合，PPEの着用順は，エプロン・ガウン→マスク→フェイスシールド・ゴーグル→手袋となり，脱ぐ順は，手袋→

（手指衛生）→フェイスシールド・ゴーグル→エプロン・ガウン→マスク（手指衛生）となる。
（シューカバーをつけた場合は，一番最初に手袋をつけた手でシューカバーを脱ぐ。）

　最も汚染されてはいけない手袋を最後に着用し，使用後は最も汚染されている可能性の高い手袋から脱ぎ，脱いだら手指衛生を行う。

◆おわりに◆

　紹介したPPEを，必要なときに使用できるように環境を整備し，正しく使用できるように，教育，訓練を行うことで，感染経路の遮断を可能にし，患者，医療従事者双方の微生物による曝露を防護することが，施設として求められる。

Reference

1) 矢野邦夫，向野賢治訳：改訂2版 医療現場における隔離予防策のためのCDCガイドライン．メディカ出版，大阪，2007，p70
2) 吉川　徹，和田耕治：産業安全保健からみた医療現場における個人防護とPPE(個人用防護具)－OSHA基準を含めて．感染対策ICTジャーナル4(3)：322-328，2009
3) 岡田淳子：PPEの規格・性能と選択・着脱のポイント①　手袋．感染対策ICTジャーナル4(3)：232-237，2009
4) Rego A, Roley L：In-use barrier integrity of gloves：latex and nitrile superior to vinyl. Am J Infect Control 27：405-410, 1999
5) 江藤裕之，前田ひとみ：ゴム手袋のピンホールによる感染予防教育教材に関する研究Ⅰ．第7回日本感染看護学会学術集会講演集，2007，p60-61

❸ 呼吸器衛生／咳エチケット

残間由美子

　呼吸器衛生／咳エチケット（Respiratory Hygiene/Cough Etiquette，以下咳エチケット）は，2004 年に重症急性呼吸器症候群（Severe Acute Respiratory Syndrome：SARS）が世界的規模で発生し，救急外来を受診した患者や家族に SARS ウイルスの伝播がおこったことから，2007 年に改訂された CDC 医療現場における感染性物質の伝播予防ガイドライン（Guideline for Isolation Precautions：Preventing Transmission of Infectious Agents in Healthcare Settings 2007）に追加された予防策である。このガイドラインは，1996 年の隔離予防策（Guideline for Isolation Precautions in Hospitals）の改訂版である。

　SARS 患者をケアした医療従事者で，感染した例と感染しなかった例の感染予防策を比較した論文では，サージカルマスクと N95 マスクが有意な差をもって感染予防効果があったと報告されている（**表 1**）。

　2000 年以降，SARS，H1N1 インフルエンザ，中東呼吸器症候群（Middle East Respiratory Syndrome：MERS）と主な感染経路が飛沫感染である感染症が表れてきており，今後の新たな感染症の備えとして，標準予防策にこの対策が追加された意義は大きい。

表 1　SARS 患者ケア時の医療従事者各種防護策による感染防止効果

個人防護策		感染例 （n=13）	非感染例 （n=241）	*p* 値
a. マスク	マスクの使用全体	2（15%）	169（70%）	0.0001
	紙マスク	2	26	0.511
	サージカルマスク	0	51	0.007
	N95 マスク	0	92	0.0004
b. 手袋		4（31%）	117（48%）	0.364
c. ガウン		0（0%）	83（34%）	0.006
d. 手洗い		10（77%）	227（94%）	0.047
a～d. すべて実施		0（0%）	69（29%）	0.022

（文献 1，2 より引用）

01 呼吸器衛生／咳エチケットとは

　咳をしている人やくしゃみをしている人に，飛沫の感染経路を遮断するための対策を行ってもらうことである。具体策は呼吸器症状のある方への対応と環境整備である。

　咳やくしゃみのある人へ協力を依頼する内容としては，

● サージカルマスクを着用する。
● サージカルマスクがない場合は，口元をティッシュなどで覆う。
● 呼吸器分泌物に使用したティッシュはすぐゴミ箱に捨てる。
● 呼吸器分泌物で汚染された手はただちに手洗いを行う。

などがある。

　また咳エチケットを実践してもらうために行う環境整備としては，

● 咳エチケット推進のポスターを患者の目に留まる場所に貼る
● サージカルマスクや手指消毒薬，ゴミ箱を設置する。
● 手洗い用シンクには，石鹸やペーパータオルを設置する。
● 呼吸器症状のある患者とそのほかの患者との間には1m以上の空間的距離を設ける。別室が設けられればなお良いが，不可能な場合は，向かい合わせに座らない，パーテーションで区切るなどの工夫をする。

などがある。

　外来エリアでは，患者の事前情報（海外渡航歴や発熱，呼吸器症状など）を早期に把握することが難しく，人から人へ伝播する感染症の発見が遅れることがある。呼吸器症状のある方を早期に発見し，咳エチケットを実践できるようにするために，建物の入り口に患者から自己申告してもらう内容を記載し掲示する。

　また，自己申告があった場合に，担当した職員が，患者にマスクをつけてもらい，適切な場所に誘導できるように，運用マニュアルを整備しておく。

Reference

1）満田年宏：医療従事者はどこまで防御が必要か？ INFECTION CONTROL 18（11）：1118, 2009
2）Seto WH, Tsang D, Yung RW et al：Effectiveness of precautions against droplets and contact in prevention of nosocomial transmission of severe acute respiratory syndrome（SARS）. Lancet 361（9368）：1519-1520, 2003

❹ 患者ケア用具

残間由美子

◆はじめに◆

感染対策の基本は，感染経路の遮断である。手洗い，個人防護具と同様に，感染性微生物が患者間を伝播するのを防ぐために，患者ケア用具を使用した後は，適切に洗浄，消毒，滅菌されなければならない。

01 用語の定義[1]

- 洗浄とは，洗浄剤または酵素洗浄剤と水を用いて，目に見える汚れ，血液，タンパク質，微生物，そのほかの有機物を器材や装置の表面から，用手的および機械的方法によって取り除くこと。
- 消毒とは，熱や化学物質により病原体や微生物を殺滅すること。主な病原微生物は殺滅するが，必ずしも芽胞を含むすべての微生物の殺滅効果はない。
- 滅菌とは，対象物品から生存するすべての微生物を殺滅あるいは除去するために検証された工程のこと。

02 洗浄

患者ケア用具を使用した後は，まず洗浄が基本である。洗浄の目的は，汚れの除去と初発菌量を最小限にすることである。無菌性保障水準（Sterility Assurance Level：SAL）とは，滅菌を行った後に，滅菌をされたものの上に存在する生存微生物が 100 万分の 1（10^6）になることを意味している。滅菌前の微生物が多ければ，残存微生物が多くなることから，滅菌前の洗浄は重要である。汚染された患者ケア用具を洗浄前に消毒薬に浸漬する一次消毒は，血液，タンパク質が消毒薬により変性し，固着して洗浄が困難となるので行わない。消毒を行う場合でもまず洗浄が基本である。洗浄により微生物汚染が 99.99％減少するという報告もある[2]。

以下，洗浄から消毒，滅菌へと進める。

一次洗浄

　洗浄の方法には，用手洗浄，浸漬洗浄，機械洗浄（ウォッシャーディスインフェクター・超音波洗浄機など）がある。各診療現場で一次洗浄を行う場合，看護師が洗浄を担当することが多くなり，本来の看護業務の時間を割くことになる。また，患者に直接ケアする看護師の汚染物への曝露の機会が増える。かつ複数の人が関わることから，洗浄方法が均一でなくなる。加えて，洗浄剤や防護具の配置が現場ごとに必要となり，作業環境が汚染されるなどのデメリットがある。診療現場での一次洗浄を廃止して，中央化することは，同じ作業員で，洗浄業務に集中でき，質の高い洗浄が期待できる。しかし，中央化した場合，器材使用後から洗浄までの時間がかかる場合は，使用済み汚染器材の乾燥，固化を防止する対策が必要となる。その方法には，水への浸漬，予備洗浄用スプレー洗剤の使用，酵素洗浄剤への浸漬などがある。それぞれの特徴を踏まえて正しく使用する。汚物室にあるシンクで器材を手洗いする場合には，流水下溜め水の中で洗浄し，水はねによる周囲環境汚染を防ぐ。内腔のある器具ではブラッシングが必須である。

洗浄時の注意事項

　洗浄時は，標準予防策の考え方に基づき，感染症の有無で判断せず，感染性微生物が付着している可能性があると考える。作業者の曝露を防止するために，防水性のガウン，洗浄用の厚手の未滅菌手袋，ゴーグルまたはフェイスシールド，サージカルマスク，シューカバー，キャップなどの個人防護具を適切に選択し使用する。汚染した器材と清潔な器材が交差しないような作業環境にする。洗浄作業終了後は，手指衛生を行う。

使用器材を再使用する場合

　器材がどのように使用されるのかによって，洗浄後の処理を決定する。E. H. Spaulding の消毒および滅菌のための医療器材分類法を参考に，滅菌，消毒を判断する[3]。

03　E. H. Spaulding の医療器材分類とその処理法（表1）

クリティカル

　血管内や臓器・体腔は，芽胞を含むあらゆる微生物で汚染された場合に感染の危険が高い。そのため，芽胞を含むすべての微生物を殺滅除去する必要があり，滅菌しなければならない。生体無菌域に接触する器材が該当する。対象器材が耐熱性であれば，洗浄処理後，高圧蒸気滅菌を行う（手術器材など）。

セミクリティカル

　損傷していない正常粘膜は，細菌芽胞による感染には抵抗性があるが，結核菌やウイルスなど

表1　E. H. Spaulding の分類

分類 リスク	内容	対策レベル	例
クリティカル 高リスク	皮膚または粘膜を通して直接体内に接触又は導入されるもの	滅菌 （芽胞を含むあらゆる微生物を殺滅処理する。）	手術器具，注射針など
セミクリティカル 中間リスク	粘膜に接するもの 開放創に直接触れるもの	消毒 高水準 （細菌芽胞を除くすべての微生物を殺滅除去する） 中水準	内視鏡・人工呼吸器回路など 体温計（直腸）
ノンクリティカル 低リスク	創傷のない正常な皮膚に接するもの	洗浄・乾燥 （無傷の皮膚は，微生物へのバリアとなる） 低水準	便座・洗面台・リネンなど
最小リスク	皮膚に直接触れないもの	洗浄・乾燥	床・壁など

（文献 3，および Ganer JS, Favero MS：Guideline for handwashing and hospital environmental control, 1985.　Am J Infect Control 14:110-129, 1986 より改変）

その他の微生物で汚染された場合には，感染の危険が高い。そのため細菌芽胞を除くすべての微生物を殺滅除去する必要があり，高水準消毒をしなければならない。対象器材が耐熱性であれば，クリティカル分類と同様，洗浄後滅菌を行う。呼吸器回路，消化器内視鏡などは，高水準消毒を行う。一部の器材，たとえば粘膜に接する休温計などは，中水準消毒を必要とする。

ノンクリティカル

正常な皮膚は，ほとんどの感染性微生物に対して，バリアとして機能する。そのため無菌性は求められない。洗浄後，乾燥，または低水準消毒を行う（便器，聴診器など）。

04　微生物と消毒薬 [1]

消毒薬に最も抵抗を示す（消毒薬が効かない）微生物は，細菌芽胞（バチルス属，*Clostridium difficile* など）で，次に結核菌，エンペローブを有しないウイルス（ノロウイルス，ポリオウイルスなど）が強い抵抗性を示す。一般細菌，エンペローブを有するウイルス（ヘルペスウイルス，インフルエンザウイルスなど）は，ほとんどの消毒薬で効果がある（**図1**）。よく使用される消毒薬を**表2**にまとめた。

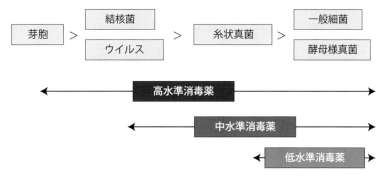

図1 微生物別にみた消毒薬の殺菌効力
(厚生省保健医療局結核感染症課監:消毒と滅菌のガイドライン. へるす出版, 東京, 1999より改変)

表2 器材消毒によく使用する消毒薬

消毒薬	製品名	消毒レベル	使用例
アルデヒド系	ステリハイド® ディスオーパ® アセサイド®	高水準消毒	加熱処理できないセミクリティカル分類の器具に用いる
次亜塩素酸系	6%ピューラックス® ミルトン®	中水準消毒	金属以外の器具に用いる 血液のこぼれには, 500ppm~615ppmでスポット清拭 ノロウイルス, クロストリジウムによる下痢症の場合の環境清掃
アルコール系	消毒用アルコール	中水準消毒	薬剤調剤前の処置台の清拭 聴診器の清拭など
第4級アンモニウム塩	オスバン® 両性界面活性剤 クロルヘキシジングルコン酸	低水準消毒	綿球やガーゼを浸漬使用する場合は, 24時間毎, 容器とともに交換する

※生体消毒は除く

05 消毒時の注意事項

　消毒を行う場合には, 使用濃度, 作用時間, 作用温度に注意する。
　各消毒薬には適正濃度がある。最大の効果と最小の有害事象となるように, 対象物に応じた適正な濃度で使用する。濃度が低すぎると, 十分な消毒効果が得られず, 耐性菌が生じやすくなる。逆に濃度が濃すぎると, 有害事象が発生しやすくなる。
　各消毒薬と対象物を適正な時間接触させる。消毒薬に接触していないものは, 消毒されないので, 浸漬状況を確認する。
　一般的に温度が高いほど, 殺菌効果は強くなるが, 通常は20℃以上が望まれる。
　有機物(汚れ)が存在すると消毒薬は不活化しやすい。特に, 次亜塩素酸ナトリウム, ポビド

ンヨードなどは影響を受けやすい。

　消毒薬使用時は，患者，医療従事者への有害事象に注意する。器材に残留した消毒薬による炎症，消毒薬による化学熱傷，アルコールへの引火などがある。消毒薬浸漬後は，消毒薬を十分洗い流す。医療従事者への有害事象では，高水準消毒薬の飛散やガスによる粘膜刺激がある。

　低水準消毒薬は細菌汚染を受けやすい。綿球やカット綿を消毒薬に浸して使用している場合は，調製後は 24 時間以内に廃棄し，容器も清潔なものと交換する。消毒薬の継ぎ足しはしない。個包装製品は衛生的で管理しやすい。

　消毒薬は，熱や直射日光をさけて冷暗所に保管する。お湯の出るシンクの下への保管は，高温多湿な環境となるため不適切である。

06　熱による消毒

　リネンや便器などは熱による消毒法が適している。リネンの消毒は，80℃ 10 分，便器などを消毒するベットパンウォッシャーなどは，93℃ 1 分などで消毒できる。環境的にも経済的にも優れた消毒法である。

07　滅菌

　滅菌は，細菌をはじめとする病原微生物を器材上からおよそ 100 万分の 1 以下にする行為をさし，完全な無菌状態を作り出しているわけではない。そのため，滅菌前の器材の汚染状態により，滅菌の質が決まるため，滅菌前の洗浄が非常に大切である。

● 滅菌バリデーション[1, 3]

　滅菌バリデーションとは，設定した滅菌条件が機能しているかを科学的に確認し，期待される SAL が達成できているか，検証することである。

　据付時適格性確認（Installation Qualification：IQ）は滅菌装置の製造販売業者が行う。運転時適格性確認（Operational Qualification：OQ）は定められた操作で定められた性能の範囲で装置が作動するか確認するもので，年 1 回専門業者に点検を依頼する。稼働時適格性確認（Performance Qualification：PQ）は操作手順通りに作動させたとき，定められた範囲の滅菌工程が遂行され，SAL が達成されていることを確認することで，作業現場で行う。物理的な方法と生物学的インジケーターや化学的インジケーターを用いる方法がある。

● 化学的インジケーター（Chemical Indicator：CI）

CIは，滅菌物が滅菌工程を通過したのかを確認し，滅菌物の包装内部まで，滅菌剤が到達したのかを色調の変化で確認する方法である．日常のモニタリングとしては，包装外部，内部にCIを入れる．

● 生物学的インジケーター（Biological Indicator：BI）

BIは，該当する滅菌法に対して，強い抵抗性を持つ指標菌を用いて，培養によってその死滅を確認することで滅菌完了を証明するもので，高圧蒸気滅菌の場合は，*Geobacillus stearothermophilus* のBIを週に1回以上使用する．インプラント器材は，毎回使用し，BIの陰性結果とともに払い出す．

● 物理的インジケーター（Physical Indicator：PI）

PIは滅菌器付属の計測器に表示・記録される滅菌前の真空吸引圧，滅菌工程における温度，時間，圧力が達成されたことを毎回確認するもので，記録を保存する．

08 滅菌方法

医療施設で行われている滅菌方法には，高圧蒸気滅菌，酸化エチレンガス滅菌，過酸化水素低温ガスプラズマ滅菌による滅菌などがある．それぞれの滅菌装置の特徴と適用を踏まえて使用する．

● 高圧蒸気滅菌

高圧蒸気滅菌は，高温の蒸気を微生物にあてることで，細胞に熱変性を与えて死滅させる．有害な残留物を残さないことから，現在最も推奨される滅菌法である．確実に滅菌する器材が高温に曝露される必要がある．高温高圧水蒸気に耐えられる器材が対象となる．一般的な滅菌条件は，121〜124℃ 15分，126〜129℃ 10分，134℃ 3分〜3分30秒などが推奨される．確実な滅菌工程となっているかを検証するPIは，毎回使用時が望ましいが，始業時には行う．

● 酸化エチレンガス滅菌

ガス滅菌は，酸化エチレンガス（Ethylene Oxide Gas：EOG）により，微生物を構成する蛋白質のアルキル化を起こして死滅させる．すべての微生物に有効であり，比較的低い温度でできるために，耐熱性のない器材に使用される．カテーテル類，内視鏡，麻酔関連器材などが対象となる．滅菌物に残留するEOGを人体に影響のない程度に減少させるために，エアレーションが必要である．エアレーションは滅菌する器材の素材によって，必要時間が異なる．

EOG は発がん物質として特定化学物質障害予防規則（特化則）によって管理が義務づけられている。EOG 滅菌の作業環境は，6ヵ月に1回作業環境測定士による環境測定を行わなければならない。

過酸化水素低温ガスプラズマ滅菌

この滅菌法は，ガス化した過酸化水素に高圧電流を与えプラズマ，ラジカルなどを発生させ，そのエネルギーで病原微生物を殺滅する。有害残留物が残らないためエアレーションが不要なので，短時間で処理できる。低温で処理でき，非耐熱性，非耐湿性の器材を滅菌できる。しかし，過酸化水素ガスは浸透性が悪いので，管腔構造物は滅菌しにくい。また真空に耐えられないものは滅菌できない。さらに，過酸化水素を吸着する布，糸，セルロース類などには使用できない。その他，過酸化水素低温滅菌，低温蒸気ホルムアルデヒド滅菌などがある。

09 滅菌物の有効期限

滅菌物の有効期限は，滅菌後の汚染の程度と滅菌直後の状態を保つことができる包装状態の維持の2つの要因で判断する。滅菌後汚染の程度とは，SAL のことで，包装状態の維持は，包装材料の劣化，破損をさす。有効期限を考えるときは次の2つの考え方がある。

時間依存型滅菌性維持（Time-Related Sterility Maintenance：TRSM）

TRSM とは，包装材料の素材の経時的劣化，包装方法，被滅菌物の機能の劣化などによって，滅菌物の使用を制限するという考え方をいう。滅菌コンテナの場合は TRSM での運用が可能となる。しかし，コンテナなどの劣化はしにくいが，器材の劣化は考える必要がある。

イベント依存型滅菌性維持（Event-Related Sterility Maintenance：ERSM）

ERSM とは，一定の定められた有効期限内であっても，保管方法，取り扱いによって，濡れた，落下したなどの滅菌包装の破綻があれば，滅菌状態は確保できないという考え方をいう。TRSM と ERSM を融合した有効期限を設定する。

10 滅菌のリコール

滅菌不良が確認されたときは，その器材と同時に滅菌された器材はすぐ回収し，使用中止とする。すでに使用されている場合は，主治医に連絡し，使用後に感染症が発生していないか患者の状態を観察すると同時に，患者に説明する。このような場合は施設長をはじめ，感染対策，滅菌

業務にかかわっている人たちと，チームを編成して対応する。滅菌年月日，滅菌方法，滅菌ロット番号，使用した滅菌器，作業者などの記録を保管しておく。

11 滅菌物の取り扱い

　滅菌物は，密閉容器または扉のあるカートで搬送する。包装が破れないように，重ねず，汚染されないようにし，扉のついた棚で保管する。使用するときは，包装の破れ，濡れ，汚染などの有無とCIの変化などを確認する。

12 滅菌物の適切な保管場所

　滅菌物専用の保管庫に保管する。保管場所は，天井から45cm以上，外壁から5cm以上，床から20cm以上の距離を置く[4]。

Reference

1) 大久保　憲編：洗浄・消毒・滅菌の推奨度別絶対ルール227＆エビデンス．INFECTION CONTROL（秋季増刊）：43, 51-52, 85, 145, 242-243, 2009
2) Vesley D, Norlien KG, Nelson B et al：Significant facter in the disinfection and sterilization of flexible endoscope. Am J Infect Control 20：291-300, 1992
3) 小林寛伊編：補訂版 消毒と滅菌のガイドライン．へるす出版，東京，2014，p21
4) 日本医療機器学会：医療現場における滅菌保障のガイドライン2015．http://www.jsmi.gr.jp/wp-content/uploads/2015/07/Guideline2015ver3.pdf

❺ 環境整備

残間山美子

◆**はじめに**◆

　塵や埃の中には，病原微生物が存在する。環境の中で比較的長い時間生存可能で，医療関連感染を起こす微生物もある（**表1**）。環境整備に関するガイドラインは，米国疾病管理予防センター（Centers for Disease Control and Prevention：CDC）から，医療現場における隔離予防策のためのCDCガイドライン[2]，医療施設における環境感染管理のためのガイドライン[3]，医療環境における多剤耐性菌対策のためのCDCガイドライン[4] などが出されており，日本でも参考にしている。本項では，標準予防策を中心に，3つのガイドラインの内容から抜粋して紹介する。

01 ▶ 環境表面の清掃

　環境表面に病原微生物が存在しても，医療関連感染を引き起こすことは稀である。しかし，環境に触れた手が媒介することによる病原微生物の伝播はある。したがって，手の触れる環境表面は，洗浄または消毒が必要である。環境表面は，E. H. Spauldingによる分類では，健常な皮膚と接触するが，粘膜とは接触しないものに分類され，洗浄または低水準消毒が適応となる。（Part2－④患者ケア用具の**表1**参照 p42）

　CDCは環境表面を，手指の「高頻度接触表面」と手指の「低頻度接触表面」の2つのグループに分類し，高頻度接触表面は，感染経路になりやすいので，洗浄または消毒が必要であると述べている。高頻度接触表面とは，患者に最も近く，最も汚染されている可能性のある，ベッドレール，ベッドサイドの机，室内用便器，ドアノブ，シンク，患者周辺の器具，PCのキーボードなどを指す。高頻度接触表面の洗浄または消毒は，高頻度に行う。頻度についての具体的な勧告はないが，日本の「医療機関における院内感染対策マニュアル作成のための手引き（案）」では，最低1日1回以上の日常清掃または中水準以下の消毒薬を用いて消毒を行う方が良いとされている[5]。病院内にはメチシリン耐性黄色ブドウ球菌（MRSA）や多剤耐性緑膿菌（MDRP）などの多剤耐性菌が存在する可能性が高いので，通常清掃において消毒は必須ではないが，洗浄，消毒が同時に実施可能な，市販の消毒薬入り洗浄剤の使い捨てシートは有用である。

　低頻度接触表面は，床や壁などをさし，床は定期的な日常清掃が必要で，壁は汚染が見られた時，患者退院の時などに清浄化を行う。日常的な消毒は不要である。

表1　環境表面での菌の生存期間

アシネトバクター属菌	3日〜5ヵ月
Clostridium difficile	5ヵ月
大腸菌	1.5時間〜16ヵ月
腸球菌	5日〜4ヵ月
MRSA	7日〜7ヵ月
緑膿菌	6時間〜16ヵ月（乾燥局面：5週間）
インフルエンザウイルス	1〜2日
ノロウイルス（カリシウイルス）	8時間から7日
HBV	1週間以上

（文献1より引用改変）

02　患者周囲環境の消毒が必要な場合

血液・体液汚染があった場合[6]

　血液，体液による汚染の場合は，清掃と消毒を行う。この作業を行う場合には個人防護具の手袋やエプロンなどを適切に選択し装着する。血液，体液をディスポ吸収紙などでふき取り，その後1,000ppmの塩素濃度の次亜塩素酸ナトリウム系消毒薬で表面を消毒する[6]。

多剤耐性菌排菌患者の場合[5]

　多剤耐性菌を排菌している患者周辺環境は，消毒薬を用いて1日1回以上清掃する。消毒薬は，低水準消毒薬で良い。

Clostridium difficile やノロウイルス[6]

　Clostridium difficile やノロウイルスによる感染性胃腸炎の患者周辺環境は，500〜1,000ppmの次亜塩素酸ナトリウムを用いて消毒を行う。

　ノロウイルスによる感染性胃腸炎の嘔吐物処理の場合は，乾燥した嘔吐物が空調により埃と一緒に舞い上がり，それを吸い込み，飲み込むことにより，経口感染することが知られており，マスク，手袋，エプロンなどの個人防護具を着用して処理する。

03　環境表面を消毒する際に留意すること

　アルコールは，消毒効果が高く，即効性で乾燥しやすいため使いやすいが，広い環境表面には，引火性があるため不向きである。

掃除機について

微生物は塵埃に付着して存在するため，掃除機を使用する場合は HEPA フィルタを備えたものが望ましい。

湿式清掃について

湿式清掃で用いるモップは使用後の衛生管理に留意する。熱水洗濯か洗浄後 1,000ppm の次亜塩素酸ナトリウムに 30 分以上浸漬後乾燥させて保管する。

外部委託業者との調整

床清掃は外部の委託業者が行っていることが多い。委託契約を結ぶ前から，感染担当者が関わることが望ましい。委託業者の清掃用具，清掃マニュアル，職員教育などについて検討し，業者を選定する。委託業者の決定後は，清掃方法，清掃用具の管理，使用している洗浄剤，防護具の着用，廃棄物搬送などについて，定期的に業者と打ち合わせを行う。また，感染防止の教育を行う。

環境培養について

CDC の医療施設における環境感染管理のためのガイドライン[3] では，定期的な環境培養を中止する勧告を出している。その理由は，培養の方法が確立されていないこと（たとえば床のどの部分をどの広さ培養すればよいのか？ は明らかになっていない），また，培養結果をどのように評価するのか（細菌数がどの程度だったら院内感染を引き起こすのか？）が明らかになっていないため，評価ができないからである。

アウトブレイクなどの疫学的な調査で，環境が感染源であると疑われた時のみ環境培養が実施される。

04 廃棄物処理

廃棄物処理は，日本における廃棄物処理法に従う。廃棄物処理法は，廃棄物の定義，処理責任の所在，処理方法・処理施設・処理業の基準を定めた法律で，正式には「廃棄物の処理及び清掃に関する法律」という。環境省所管で，1970 年（昭和 45 年）に制定され，これまで数回の改正が行われている。医療機関に関係ある改正として，2017 年（平成 29 年 3 月）の感染性廃棄物処理マニュアルがある[7]。

廃棄物処理法について

廃棄物処理法では，廃棄物を「自ら利用したり他人に売ったりできないため不要になったもの

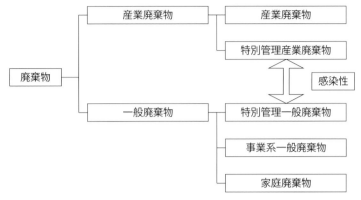

図1　廃棄物の分類

(文献7より改変)

で，固形状または液状のもの」と定義し，産業廃棄物と一般廃棄物に分類される。

　産業廃棄物は，排出事業者が処理責任を持つが，廃棄物の処理は，許可業者に委託しても良い。許可業者に処理委託する場合，処理確認を行うことが求められている。産業廃棄物管理票（マニフェスト）で確認する。マニフェストは5年間保存する。適正に処理されない場合は，排出事業者は，措置命令の対象となる。

　一般廃棄物は市町村が処理責任を持つ。医療機関から排出される廃棄物には，産業廃棄物と一般廃棄物がある（図1）。　一般廃棄物と産業廃棄物の双方に感染性廃棄物があり，1991年（平成3年）に特別管理廃棄物（一般・産業）として大別された。

　廃棄物処理法でいう廃棄物の処理とは，廃棄物が発生してから最終的に処分されるまでの行為をいうので，施設においては，廃棄物の分別，施設内収集と保管，収集・運搬，処分までの運用マニュアルが必要となる。

　感染性廃棄物の判断基準は，図2に示したように，「形状」「排出場所」および「感染症の種類」の種類から判断することが基本となっている。なお，非感染性の廃棄物または未使用であっても，鋭利なものは感染性廃棄物と同等の扱いとなる。

● 医療現場における廃棄物の分別

　医療現場では，表2にあるように，一般廃棄物と産業廃棄物，特別管理廃棄物が同時に排出される。また，オムツや手袋など，形状は同じでも，感染性の判断フローによって，分別が異なるものもある。また特別管理（感染性）の判断フローで判断できないものは，医師などの専門家による感染性の判断による。加えて，一般廃棄物は市町村の処理能力や見解によって取り扱いに差があるなど，分別の判断過程が複雑である。

　この分別を個人の判断に任せないように，施設として，法律遵守の立場，コスト，実現可能な分別の方法，容器などを検討し，分別マニュアルを作成する必要がある。感染性廃棄物は，液状のもの，固形状のもの，鋭利なものに分別し，非感染性廃棄物と分ける。鋭利なものは，耐貫通

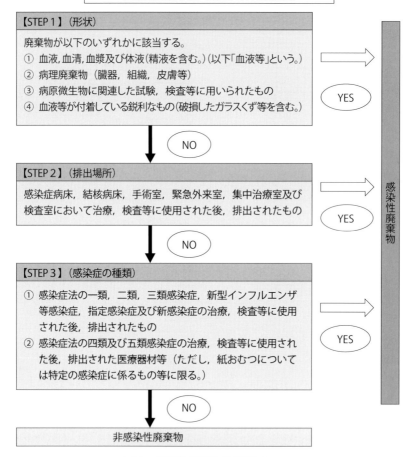

図2 感染性廃棄物の判断フロー

（文献7より改変）

表2 医療機関等から排出する主な廃棄物抜粋

区分	廃棄物の種類	廃棄物の名称
特別管理産業廃棄物	感染性産業廃棄物	感染性廃棄物の判断基準による
特別管理一般廃棄物	感染性一般廃棄物	感染性廃棄物の判断基準による
一般廃棄物	一般廃棄物	紙くず，包装材，伝票類，ペーパータオル，非感染性紙おむつ，書類，繊維くず
産業廃棄物	廃プラスチック類	プラスチック製ボトル，チューブ，エプロン，手袋，梱包材，レントゲンフィルム

（文献7より改変）

性容器に廃棄し，黄色のバイオハザードマークを付ける。耐貫通性容器は内容物が7～8割になったら蓋をして密閉し，保管場所へ移動する。保管は専用の場所を確保し，保管場所には鍵をかけ，バイオハザードマークを表示（**図3**）し，危険であることを知らせる。

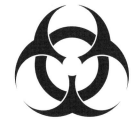

図3　バイオハザードマーク

玩具の取り扱い

小児科や産婦人科など小児用玩具を置いてあるところは，玩具の衛生的な管理について以下の原則にそって，管理手順を作成する。
① 容易に洗浄および消毒できる玩具を選択する。
② ぬいぐるみは共有しない。
③ 固定玩具（滑り台，はしごなど）は少なくとも週1回定期的に，または肉眼的な汚染がある場合に洗浄を行う。
④ 口に入れる可能性のある玩具は消毒を行う。消毒後は水道水でリンスを行う。

05　環境整備に大切な5Sについて

5Sとは，「整理」「整頓」「清掃」「清潔」「躾」の頭文字をとった日本で生まれた概念で，製造業やサービス業のスローガンとして用いられている。環境整備には5Sの概念が有効であるので，紹介する。

> 整理とは，必要なものと必要でないものとを分けて，必要でないものを捨てること
> 整頓とは，誰もがわかるように置き場を決めて表示すること
> 清掃とは，身の回りのものや職場の中をきれいに掃除すること
> 清潔とは，職場を衛生的に保つこと
> 躾とは，4Sを習慣づけ維持し，さらにより良い方法を探究すること

Reference

1) Kramer A, Schwebke I, Kampf G et al：How long do nosocomial pathogens persist on inanimate surfaces? A systematic review．BMC Infections Diseases．http://www.biomedcentral.com/1471-2334/6/130
2) 矢野邦夫，向野賢治訳・編：医療現場における隔離予防策のためのCDCガイドライン．メディカ出版，大阪，2007
3) 満田年宏監訳：医療施設における環境感染管理のためのCDCガイドライン．サラヤ，大阪，2004
4) 矢野邦夫，向野賢治訳・編：医療現場における多剤耐性菌対策のためのCDCガイドライン．メディカ出版，大阪，2007
5) 荒川宜親：医療機関における院内感染対策マニュアル作成のための手引き（案）［更新版］（160201 ver.6.02）．p28
6) 小林寛伊編：補訂版　消毒と滅菌のガイドライン．へるす出版，東京，2014，p36
7) 環境省大臣官房 廃棄物・リサイクル対策部：廃棄物処理法に基づく感染性廃棄物処理マニュアル 平成29年3月．http://www.env.go.jp/recycle/misc/kansen-manual.pdf

❻ リネンの管理

笹原　鉄平

◆はじめに◆

リネン（寝具・タオル・衣類など）は，医療現場において様々な病原性微生物に汚染される可能性がある。このため，各医療施設ではリネンの適切な管理が必要であり，「隔離予防策のためのCDCガイドライン（2007年）」でも，標準予防策のひとつとしてリネンの取り扱いについて言及されている[1-3]。このガイドラインにおけるリネンに関する勧告は以下の2点のみである。

①空気，環境表面，人の汚染を回避するために，使用済みの布はできるだけ振り動かさないようにして取り扱うこと[3]。

②ランドリー用のシューターが使用されている場合，それらが適正に設計され，維持され，汚染された洗濯物からのエアロゾルの飛散を最小限にする方法で使用されるようにすること[3]。

この勧告以前に提唱された2003年の「医療施設における環境感染管理のためのCDCガイドライン」では，さらに詳細なリネンの取り扱い方法について記載されており[4,5]，知っておくべき内容と思われるので本項で触れる。

また従来，これらの勧告に従っていればリネンが医療関連感染の原因となる可能性は極めて低いと考えられてきたが[1]，最近になって適切に管理されていたはずのリネンが，微生物のリザーバーとなって医療関連感染のアウトブレイクを起こした事例が，わが国を中心として数多く報告されている[6-8]。したがって本項では，上記ガイドラインでは触れられていないリネンの微生物汚染と，その対策についても触れる。

01　使用前（未使用）リネンの管理

標準予防策の項目で触れられてはいないが，使用前（未使用）リネンの適切な管理も重要である。適切な処理が実施されたリネンからは，病原性微生物が可能な限り除去されているので，使用時まで包装して運搬・保管するか，密封して閉鎖空間に保管する必要がある。使用前リネンが，使用後リネンや他の汚染物品と交差しないように，運搬方法・保管場所に注意する[1,2]。

02 使用後リネンの管理

　使用後のリネンには，血液や体液，病原性微生物が付着している可能性がある。このため，使用後リネンはすべて感染性を有すると考えて取り扱う。ポイントは，①取り扱い，②運搬，③洗濯方法の３つである。

使用後リネンの取り扱い

　使用後リネンを取り扱う際には，自分の体や衣服にリネンが付着しないようにする[1,2]。具体的には，適切な個人防護具（マスク・ガウン・手袋）を着用する。また，異物混入を防止する目的でリネンを振ったり払ったりしている光景を見かけるが，リネンに付着した病原性微生物が拡散する可能性があり危険なので，使用後リネンは丁寧に取り扱う。撹拌などの行為も最小限に留める。エアロゾルが発生するような方法による操作も避ける。使用後リネンは病室でただちに専用容器（ランドリーバッグなど）に収容し，患者ケア区域で仕分けや予備洗浄を行ってはならない[4,5]。

使用後リネンの運搬

　使用後リネンを運搬する際には，病院環境を汚染しないように，十分な注意を払う必要がある[1,2]。使用後リネンは専用容器に収容して運搬し，使用前リネンと交差しないように，取り扱い順序や保管場所に留意する。標準予防策の考え方では述べられていないが，わが国では血液・体液・排泄物が付着したリネンは感染性リネンとして専用の耐水性容器に収容し，各医療施設内で消毒処理（80℃ 10分以上の熱水処理など）を行ってから外部業者に委託することが多い。

　また，標準予防策では，院内のランドリーシューターの設置・維持・使用方法についても言及されている。アクション・ハリウッド映画などで主人公が病院から脱出する際に，よくランドリーシューターを使用しているシーンを見かけるので，米国では一般的な病院設備なのだと思われるが，わが国の医療施設ではそれほど一般的なものではないと筆者は認識しているので，ここでは上記の勧告以上の言及はしない。

使用後リネンの洗濯

　標準予防策では，使用後リネンの洗濯方法については触れられていない。一方，「医療施設における環境感染管理のための CDC ガイドライン」では，温水で洗濯する場合は，洗剤を用いて71℃以上の高い水温で25分以上洗濯することが勧告されている[4,5]。わが国では使用後リネンの洗濯を外部業者に委託していることが多いが，外部委託業者ではリネンに対して，洗濯に加えた適切な消毒処理（80℃ 10分以上の熱水処理，または 250ppm 次亜塩素酸ナトリウム液へ

30分浸漬処理など）を実施し，病原性微生物を除去することが求められている[9]。またわが国では，感染症法における1類〜3類感染症の病原体に汚染されたリネンは，各医療施設において一次消毒を実施することが求められている[10]。

03 最近のトピックス―使用前リネンの微生物汚染と医療関連感染

前述したように，適切に管理されていたはずのリネンが，病原性微生物のリザーバーとなって医療関連感染を起こした事例が報告されている[6-8]。使用後リネンは，洗濯される際に熱水や消毒薬によって消毒が行われ，完全に乾燥されるので，再利用される際には限りなく病原性微生物の汚染が除去されている。しかし，セレウス菌（*Bacillus cereus*）やディフィシル菌（*Clostridium difficile*）などの芽胞形成菌は，熱・乾燥・消毒薬に耐性である芽胞という構造物を形成して生き延びることができる。このため，一度リネンが芽胞形成菌に高度汚染されると，適切な洗濯処理を行ったとしてもリネンに芽胞が多数残存し，脱水・乾燥の過程でリネン内の芽胞が濃縮される。また，同じ洗濯機で処理された他のリネンも高度に汚染されて各医療施設に配布される可能性がある。特にセレウス菌は，洗濯機そのものを汚染し，リネンを高度汚染するため注意が必要である[6]。リネンに付着したセレウス菌は，医療従事者の手指を介して輸液ルートなどに混入し，患者に血流感染症を起こす。リネンの定期的な細菌培養は必要ないと言われているが[4,5]，セレウス菌が相次いで患者検体から検出される場合には，リネンのセレウス菌汚染を疑って検査することが望ましいと筆者は考えている。

芽胞に高度汚染されたリネンは，廃棄するか，オートクレーブ滅菌処理を行う。汚染が軽度であれば，十分な水量を用いた洗濯で芽胞は除去される。

04 感染対策におけるリネン管理のポイント

〈使用前リネンの管理〉
● 使用前リネンは，完全に包装して運搬・保管し，汚染を避ける。
● 使用前リネンは，汚染物品と交差しない場所に保管する。
● セレウス菌陽性の培養検体が増加した場合，使用前リネンの細菌培養を実施する。
〈リネン使用中の管理〉
● 血液・体液・排泄物で汚染されたリネンはただちに交換する。
〈使用後リネンの管理〉
● 使用後リネンは，適切な個人防護具（マスク・ガウン・手袋）を着用して取り扱う。
● 使用後リネンは，振ったり，払ったりせずに，丁寧に取り扱う。

- 使用後リネンは，使用現場で専用容器へ収容する。
- 使用後リネンは，ランドリーバッグなどの適切な容器に収容する。
- 血液や体液で汚染されたリネンを収容する容器は，液体に耐久性のあるものを使用する。
- 血液・体液・排泄物に汚染されたリネンは，感染性リネンの表示が付いた専用容器に収容し，消毒処理を行ってから外部業者に委託する。
- 1～3類感染症の原因微生物に汚染されたリネンは，感染性リネンの表示が付いた専用容器に収容し，消毒処理を行ってから外部業者に委託する。
- セレウス菌（*B. cereus*）が患者検体から多く検出される際には，リネンの汚染を疑い，リネンの細菌検査を実施する。

Reference

1) Siegel JD, Rhinehart E, Jackson M et al：2007 Guideline for Isolation Precautions：Preventing Transmission of Infectious Agents in Health Care Settings. Am J Infect Control 35(10 Suppl 2)：S65-164, 2007
2) 満田年宏訳・著：Ⅱ. K. 布と洗濯物. 隔離予防策のための CDC ガイドライン　医療環境における感染性病原体の伝播予防 2007，ヴァンメディカル，東京，2007，p70
3) 満田年宏訳・著：Ⅳ. 標準予防策(Standard Precautions). 隔離予防策のための CDC ガイドライン：医療環境における感染性病原体の伝播予防 2007，ヴァンメディカル，東京，2007，p89-95
4) Sehulster L, Chinn RY；CDC；HICPAC：Guidelines for environmental infection control in health-care facilities. Recommendations of CDC and the Healthcare Infection Control Practices Advisory Committee (HICPAC). MMWR Recomm Rep 52 (RR-10)：1-42, 2003
5) 満田年宏監訳：勧告－洗濯とベッド. 医療施設における環境感染管理のための CDC ガイドライン，サラヤ，大阪，2004，p42-44　http://med.saraya.com/gakujutsu/guideline/pdf/kankyocdc.pdf
6) Sasahara T, Hayashi S, Morisawa Y et al：*Bacillus cereus* bacteremia outbreak due to contaminated hospital linens. Eur J Clin Microbiol Infect Dis 30(2)：219-226, 2011
7) Balm MN, Jureen R, Teo C et al：Hot and steamy：outbreak of *Bacillus cereus* in Singapore associated with construction work and laundry practices. J Hosp Infect 81(4)：224-230, 2012
8) Dohmae S, Okubo T, Higuchi W et al：*Bacillus cereus* nosocomial infection from reused towels in Japan. J Hosp Infect 69 (4)：361-367, 2008
9) 医療関連サービス研究会編：医療機関業務委託関係法令解説集—医療法・通達・全資料—，改訂版. ぎょうせい，東京，p609-610, 2000
10) 厚生労働省健康局結核感染症課長通知：感染症法に基づく消毒・滅菌の手引きについて(平成 16 年 1 月 30 日　健感発第 0130001 号)

❼ 安全な注射処置

法月正太郎

◆はじめに◆

　安全な注射処置という言葉には2つの側面がある。一つは患者の安全，もう一つは医療従事者の安全である。本項では，主に患者の安全について述べる。医療従事者の安全は主に「針刺し」に関係するため，次項に譲る。

　日々の業務のうち，最も多い手技の1つである注射処置には，患者の安全に直結する重要な過程を含んでいる。あまりに基本的な話ではあるが，慣れ，自己流に陥りやすい分野であることから，非常に重要である。

01　2007年ガイドラインの概要

　「安全な注射処置」は2007年の「隔離予防策のためのCDCガイドライン：医療環境における感染性病原体伝播予防」[1]から新たに加わった項目である。**表1**にガイドラインの推奨をまとめた。一見，どれも当たり前で基本的な内容ばかりのように見える。この部分は米国でのB型肝炎，C型肝炎のアウトブレイク[2]を教訓に新たに追加された。医療従事者による注射処置の不適切な取り扱いにより，血液媒介性ウイルス（B型肝炎ウイルス，C型肝炎ウイルスやHIV）が，1人の感染者から別の多くの患者に広がったのである。このアウトブレイクは，不適切な手指衛生と無菌操作，一度使用した注射器の再利用，複数患者でのバイアルの共有が原因であった。薬剤の調剤から実際に患者への投与に至る間には，複数の場面で微生物汚染のリスクが存在する。この流れを遵守する責任は，第一線で働く医療従事者である。感染対策チーム（ICT）は，第一線の医療スタッフを十分にトレーニングし，慣れ，自己流，不十分な知識，不適切な伝統，不適切な医療材料を是正し，安全な医療環境を作る努力をせねばならない。

02　正しい手技（図1）

　CDCが推奨する「安全な注射処置」に基づき，薬剤の準備，ミキシング，静脈ラインへの薬剤投与の流れを確認する。ここで重要なポイントは明確なエリア分けである。清潔な環境が保たれた「薬剤準備エリア」と薬剤を投与する「患者エリア」を区別しなければならない。さらに，

表1　隔離予防策のためのCDCガイドライン2007の安全な注射処置について

2007年のガイドラインのうち，標準予防策の中の安全な注射処置についての記載をまとめた。この部分は2007年に新規に追加になった部分である。針，プラスチック製カニューラ，注射器は全て単回使用することを強調している。

1. 注射処置物品への汚染を防ぐため，無菌操作を行わなければならない（Category ⅠA）
2. 針/プラスチック製カニューラ（セーフバイアクセス™など）を新品（滅菌済）につけ変えたとしても，1つの注射器を複数の患者に再利用しない。針，プラスチック製カニューラ，注射器は全て単回使用である。別の患者への再利用は当然禁止で，別の患者に使用する可能性のある複数回投与バイアルの吸引に再利用してはいけない（Category ⅠA）
3. 輸液や輸液セットは単一患者のみに使用し，使用後は破棄する。いったん注射器や針/プラスチック製カニューラが汚染されれば，輸液バッグや輸液セットも汚染されたとみなさなければならない（Category ⅠB）
4. 出来る限り，単回投与バイアルを使う（Category ⅠA）
5. 単回投与バイアルやアンプルを複数患者に使用しない，また同一患者であっても，保管して後で使用することはしない（Category ⅠA）
6. もし，複数回投与バイアルを使用しなければならない時には，針またはプラスチック製カニューラと注射器の両方が新品（滅菌済）でなければならない（Category ⅠA）
7. 複数回投与バイアルを患者治療エリアで保管しない。製造者の推奨に基づき保管する。もし滅菌を維持できず，信用出来ない状態であれば，破棄する（Category ⅠA）
8. 複数の患者に使用する目的で輸液の共有は行わない（Category ⅠB）

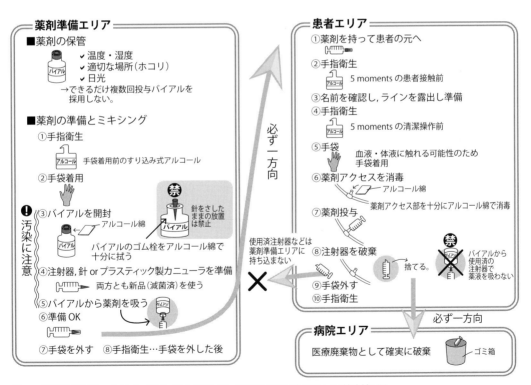

図1　隔離予防策のためのCDCガイドライン2007に基づく正しい注射処置

CDCが推奨する「安全な注射処置」に基づく手技の流れ。WHOの5 momentsに基づく手指衛生と明確なエリア分け，必ず新品の針またはプラスチック製カニューラと注射器を用いること，「患者エリア」から「薬剤準備エリア」に物品を持ち込まないことが重要である。

「薬剤準備エリア」から「患者エリア」へは必ず一方通行であることも強調したい。

保管（薬剤準備エリア）

メーカーの推奨に基づく保管を行う。温度管理，日光，ホコリなどに注意を払い適切に管理する。後述する複数回投与バイアルの複数患者への使用は避け，できるだけ特定の個人のみの使用とする。複数回投与バイアルを用いる場合には，開封日を記載し，冷蔵庫などメーカーの推奨にしたがって保管する。メーカーの推奨がない場合には，破棄日をいつにするか院内ルールを明確化する。

準備とミキシング（薬剤準備エリア）

手指衛生の後，手袋を着用して薬剤の準備を行う。ここからは汚染される可能性がある重要な手技である。バイアルを開封し，ゴム栓をアルコール綿でしっかりと拭う。針またはプラスティック製カニューラと注射器は，必ず滅菌済の新品を用いる。たとえ，針を交換したとしても他患者に使用した注射器を使用してはならない（患者エリアから薬剤準備エリアへは進入禁止である）。また針をバイアルに刺したまま保管してはならない。これは，薬液の滅菌が保証されないためである。ゴム栓を穿刺し，必要量を吸引し準備完了である。針よりもプラスティック製カニューラの方が「針刺し」を防ぐ観点から推奨される。最後に手袋を外し，手指衛生を行う。

薬剤投与（患者エリア）

準備した薬剤を持ち，患者の元へ向かう。手袋と破棄用のビニール袋も忘れずに持参する。プラスティック製カニューラではなく針を用いる場合には，針捨てボックスも持参する。手指衛生（WHO "5 moments" の患者接触前）の後，患者に接触する。名前と投与薬剤を確認し，静注あるいは点滴するラインを準備する。

ここからが汚染される可能性がある重要な手技である。ラインへのアクセスの前に再度手指衛生（WHO "5 moments" の清潔操作前）を行い，手袋を装着する（血液・体液に触れる可能性があるため）。ラインへのアクセス部をアルコール綿で十分に拭い，注射器を接続する。使用した注射器やプラスティック製カニューラはビニール袋に入れる。針を使用した場合には針捨てボックスに直接破棄する。追加投与が必要な場合，薬液のバイアルを患者エリアに持ち込み，同じ注射器で吸引することは避けるべきである。薬剤準備エリアで調製したものを再度持ち込むべきである。やむを得ず，患者エリアに持ち込んだ複数回投与バイアルは，一連の手技の終了後に破棄し，他の患者に使用してはならない。

注射処置が終了した後は，手袋を外し，手指衛生（WHO "5 moments" の血液・体液に触れた後）を行い退出する。

破棄（病院エリア）

　使用後の注射器や針，プラスティック製カニューラは必ず破棄し，絶対に再利用しない。一方通行の原則から，医療廃棄物を持って薬剤準備エリアに進入することは許されない。汚物室などの病院エリアで確実に破棄する。

03　単回投与バイアル（Single-dose vial）と複数回投与バイアル（Multiple-dose vial）

　米国では単一の患者に投与可能な薬剤である単回投与バイアル（Single-dose vial）と複数の患者にも使用することができる複数回投与バイアル（Multiple-dose vial）が明快に区別され，本ガイドラインに記載されている[1]。複数回投与バイアル開封後の有効期限は，28日またはメーカー推奨日と法律で定められている。一方，日本では薬機法（旧薬事法）上，そのような規定がない。防腐剤が入っているか否かによって複数回投与できるかどうかを推測するが，添付文書では明確な有効期限を定めておらず，ラベルへの記載もない。バイアル入りのインスリン（ペン型は複数の患者への使用厳禁である），ヘパリン，リドカインなどが複数回投与バイアルに当たるが，開封後の有効期限は病院ごとのルールで使用しているのが現状である。

　一方，複数回投与バイアルを明文化している米国でも，できる限り複数患者には使用しないように推奨している[1]。複数回投与バイアルでは，薬液の汚染の可能性を完全に除外できないためである。時代の流れは，単回投与バイアルかプレフィルドシリンジになっている。プレフィルドシリンジは，1回分の投与量が予めシリンジに入っている薬剤である。医療従事者の負担軽減はもとより，より安全な注射処置を行う上で積極的に採用すべきである。

　インフルエンザワクチンは同様の問題を抱えている。バイアル製剤には1mLのワクチンが入っている。1mLは大人2人分，3歳未満の小児で4人分のワクチン量である。暗黙の了解として分割投与しているが，開封後の使用期限についての記載は添付文書にはない。病院ごとの取り決めにより当日に使い切るなどの運用がなされているのが現状である。一方，海外のワクチンは1回使いきりのプレフィルドシリンジを採用していることが多い（**図2**）。プレフィルドシリンジは，薬剤の吸引により起こりうる汚染のリスクや医療従事者の負担を軽減させる。最近はインフルエンザワクチンにもプレフィルドシリンジが発売されており，できる限りそちらを採用することが望ましいが，コスト面から躊躇される医療機関も多い。

04　「モッタイナイ」が危険

　単回使用しなければならない薬剤が複数患者に分割投与されたり，プールされたりした結果，セラチア菌血症のアウトブレイクが報告[3]されている。プロポフォールは脂肪製剤であり細菌

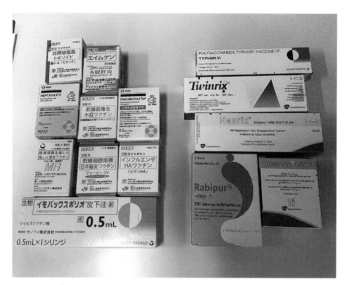

図2　国内承認ワクチンと輸入ワクチン
国内で発売されているワクチン（左）は，バイアル製剤が主流である。一方海外で発売されているワクチン（右）はプレフィルドシリンジが主流である。

の繁殖がしやすい薬剤である。またエリスロポエチン製剤は安定化剤としてアルブミンが添加されており，血液製剤と同様に細菌が繁殖しやすい薬剤である。これらは単回使用が原則である。「モッタイナイ」と考え，薬剤を破棄せずにプールして，複数患者に使用することでアウトブレイクが発生した。透析患者間でのB型肝炎のアウトブレイクもこれが原因と思われる。現在，エリスロポエチン製剤はプレフィルドシリンジが主流となっており，物理的にプールができないような仕組みになっている。「モッタイナイ」からといって薬剤をプールすることは，患者を危険に晒すことになる。

05　One and Only Campaign

　2007年のガイドライン[1]が改定され安全な注射処置が追加された背景には，米国では不適切な注射処置に起因する肝炎ウイルスのアウトブレイクがあった。CDCは安全な注射処置を推進するために「One and Only Campaign」を展開している[4]（**図3**）。注射器，針，手技を1-1-1で対応させ，使用後は全て破棄し，絶対に再利用しないことを強調している。日本国内でも職業感染制御研究会が「"安全な注射処置を知っていますか？"キャンペーン」を実施している（**図4**）。Websiteではこのキャンペーンの日本語訳や日本語字幕付きのビデオクリップが紹介されており，大変参考になる[5]。

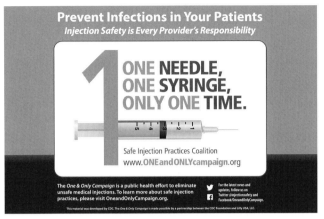

図3　CDC で行っている One and Only Campaign
CDC が行っている「One and Only Campaign」。Website では，ポスターから Q&A まで様々なツールが提供されている。

（文献 4 より）

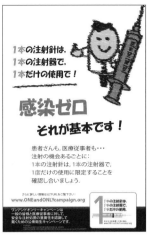

図4　職業感染制御研究会が提供している One and Only Campaign の日本語版
職業感染制御研究会が提供している「One and Only Campaign」の日本語版である。CDC から提供されている一部を日本語訳し無料で公開している。

（文献 5 より）

◆**おわりに**◆

　注射処置は日常診療でよく行われる手技である。ルーチンワークであるからこそ，ややもすると基本を忘れがちになり，不適切な自己流の手技になってしまう。不適切な注射処置によるカテーテルの汚染は，カテーテル関連血流感染に直結する一方，誰が行ったかという責任追及は不可能である。一人一人が手技に対して責任を持ち，ポイントを抑えた取り組みを病院全体で行うことが大切である。ガイドラインはあくまでもガイドラインであり，これをベースにしながら各病院の実情に合わせた手順書を作成し，標準化していくことが肝要である。

Reference

1) Siegel JD, Rhinehart E, Jackson M et al：2007 Guideline for Isolation Precautions：Preventing Transmission of Infectious Agents in Healthcare Settings. http://www.cdc.gov/hicpac/2007IP/2007isolationPrecautions.html
2) Comstock RD, Mallonee S, Fox JL et al：A Large Nosocomial Outbreak of Hepatitis C and Hepatitis B Among Patients Receiving Pain Remediation Treatments. Infect Control Hosp Epidemiol 25：576-583，2004
3) Grohskopf LA, Roth VR, Feikin DR et al：*Serratia liquefaciens* bloodstream infections from contamination of epoetin alfa at a hemodialysis center. N Engl J Med 344：1491-1497，2001
4) CDC，SIPC：One and Only Campaign. http://www.oneandonlycampaign.org
5) 職業感染制御研究会："安全な注射処置を知っていますか？"キャンペーン，安全な注射処置の啓発ポスター：それが基本です！（日本語版）http://jrgoicp.umin.ac.jp/index_oneandonly.html

❽ 針刺し

渡邉都貴子

01 医療従事者の血液媒介病原体曝露対策

血液媒介病原体の医療従事者への感染防止は，針刺しその他の鋭利物による損傷の防止と，皮膚・粘膜への曝露防止という 2 つの視点からなる。本来，CDC 隔離予防策のガイドラインの標準予防策は，血液媒介病原体の曝露を普遍的に防止するということが基本的なコンセプトの 1 つであり，後者については，標準予防策の中で全体を通して述べられている。針刺し・切創防止に特化した記載は非常に少なく，勧告では，職員の安全という項目で，「医療従事者を血液媒介病原体への曝露から保護するために，連邦と州の要求事項を遵守する」という項目しか記載されていないため，針刺し・切創防止については他の法律やガイドラインを紹介しながら説明していく。

米国においては，特に 1980 年代の HIV の流行に伴って，血液・体液曝露対策が急務となり，ユニバーサル・プリコーションという考え方が提示され定着していったのもこういった背景に起因していた。血液・体液曝露に関しては，特に，HBV，HCV，HIV をターゲットに，米国の CDC（Centers for Disease Control and Prevention：疾患管理予防センター）や OSHA（Occupational Safety and Health Administration：労働安全衛生局）がその対策を体系化し強化していった。1988 年には，バージニア大学で行われた針刺し・切創に関する研究によりその要因が分析され，Jagger ら[1] は「器材の取り扱い方法」と「器材の構造の特性」がその要因であると報告した。それ以降，安全装置付き鋭利器材や Needleless system，安全な廃棄容器などの開発が進んだ。1991 年に OSHA は血液媒介病原体曝露防止法（Final Bloodborne Pathogen Standard：BPS）を公布し工学的管理と作業管理の必要性および HBV のワクチン接種を勧告した。2000 年には，米国ではクリントン大統領が針刺し安全防止法（Needlestick Safety and Prevention Act）にサインをしたことで当時大きなニュースとなったが，以後，医療施設は安全装置付き器材の導入を義務付けられた。翌年，2001 年には OSHA が，血液媒介病原体曝露防止法：最終基準（Occupational Exposure to Bloodborne Pathogens；Needlestick and Other Sharps Injuries；Final Rule）を公布した[2]。OSHA の BPS から，雇用者に求めている基準を取り出すと，曝露コントロールプランを確立する，毎年そのプランをアップデートする，ユニバーサル・プリコーションの実施，工学的管理の導入（安全装置付き器材の導入）と確認，作業管理の導入と確認と確証，個人防御具（Personal Protective Equipment：PPE）の提供，職業曝露の可能性がある全職員が

B型肝炎ワクチン接種をできる体制を整える，曝露を受けた職員の曝露後評価とフォローアップ体制を整える，標識とラベルの表記（感染性廃棄物などにバイオハザードマークをつける），職員への情報提供とトレーニング，職員の診療記録とトレーニング記録の維持管理，が挙げられている。CDC は 2004 年に針刺し・切創事故防止プログラムの計画，実施，評価のためのワークブック（Workbook for Designing, Implementing and Evaluating a Sharps Injury Prevention Program；以下 CDC の workbook）を公開し，現在 2008 年版 [3] を web 上から入手できる。CDC の Sharps Safety for Healthcare Settings のページには，このほか教育ツールなども掲載されているので，アクセスしていただきたい。

02　工学的管理

　工学的管理とは，物理的に血液媒介病原体の曝露が起こるのを防ぐ方法である。何か事故があった時に「注意をする」という解決策はもはや限界であり，物理的に起こらなくするという方法がより効果的であることは明白である。血液・体液曝露を回避するための方法として，鋭利器材の使用を避ける，安全装置付き器材を導入する，安全に廃棄する，廃棄したものによる血液・体液曝露を防ぐという項目が挙げられる。

鋭利器材の使用を避ける

　針刺しをしないためには，まず不必要に針を使用しないことである。Needleless system が利用できるものは，それを導入する。Needleless system の輸液ラインやコネクターだけでなく，透析の血液回路についても Needleless アクセスポートの使用が望まれる。尿道留置カテーテルの採尿ポートも Needleless system の製品が開発されているので導入を検討してほしい。尿による血液媒介病原体の感染のリスクは低いものの，実際に針刺しを起こした医療従事者の不安は強い。鈍針の使用が可能な場合は，鈍針の使用を考える。

安全装置付き器材

　器材の導入に当たっては，施設内で起こっている針刺し事象を把握し，分析することで，有害事象を回避するために必要とするコストについて管理者に説明ができ，また実際に使用する職員にも導入について理解を得ることができる。安全装置付き器材は使用を開始したときは従来のものと比較して，使用しにくさを訴える医療従事者が多く，導入してもなお従来のものを使用して変更が難しい場合がある。十分な訓練の機会と導入の意義を説明し，従来のものから一気に変えてしまうことも必要であるかもしれない。安全装置付き器材の導入は，有害事象の件数が多い器材での導入を考慮することも重要であるが，感染のリスクを考慮する必要もある。例えば，真空採血管が使用しにくい患者の採血にあたり，シリンジを使用して行った場合，血液を試験管に移

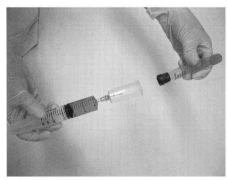
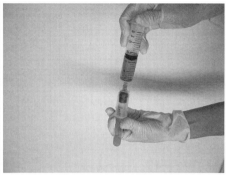

年間使用量（2004年導入）
2007年8月〜2008年1月：15,550個　472,497円
1年間にかかる経費　　　　　　　　946,995円

図1　分注用ホルダー
BD Vacutainer® Blood Transfer Device

す際に注射針を使用して刺傷することがある。この場合，シリンジに血液が入っておりしかもゴム栓を針で穿刺する際の勢いがついているため，深く刺傷してしまうことになり，体内に入る血液の量が多く感染のリスクが高くなる。したがって，回数は少ないが感染のリスクが高い行為を避けるために，シリンジから血液を安全に移すディバイス（**図1**）の導入する必要性は高いと考える。

　安全装置付き器材を導入する際に，製品を選択するために基準となる評価項目を，文献3のSample device pre-selection worksheetより引用し**表1**に示した。器材を選択するためにまず**表1**のような項目を検討し，業者との交渉をする。

　表1に示す視点で，サンプルを事前に選択したうえで，さらに実際に試用して評価し，導入する製品を決定する。実際に試用してからの評価項目について，文献3より引用し**表2**にまとめた。

鋭利な感染性廃棄物の廃棄

　鋭利器材の廃棄は，耐貫通性の容器に廃棄する。使用した針を廃棄する容器は，安定性がよく，もし転倒しても廃棄した針が出てこないよう設計されていることが望ましい。また，廃棄容器は，一度ロックしたら開閉ができないよう設計されたものが望ましく，回収する職員が針刺しを起すことがないように配慮する。また，廃棄容器を持参しなければならないタイプのものは，持参することを忘れたために刺傷してしまうという事象が起こる。これを回避するために，壁掛け式の廃棄容器など各病室や鋭利器材が使用される場所に固定して設置しておくタイプがある。このタイプを使用するためには，いっぱいになった容器を回収するシステムを整えておかなければならない。決められた職員が，定期的に巡回し責任を持って回収するシステムが望ましい。また，廃棄ボックスを入れたケースのドアに鍵がかかり廃棄口から手が入らないように設計されたものでなければならない。

　医療現場で鋭利器材による有害事象を起こす要因として，ペンタイプのインスリン自己注射用

表1　安全装置付き器材の事前選択フォームのサンプル

臨床的な考慮

医療従事者の処置への影響
- 器材の使用にあたって，テクニックの変更の必要があるか（従来のものと比較して）。
- 器材は針の交換ができるか。
- 同じ患者の処置中に針を再使用できるか。
- 器材はフラッシュバックが視覚で容易に確認しやすいか。
- 器材は薬液注入を視覚で容易に確認できるか。

その他の考慮

患者への考慮
- 器材はラテックスフリーか。
- 感染の原因になる可能性はないか。
- 器材は患者の疼痛が増強したり不快にしたりする可能性はないか。

器材使用目的への考慮
- 器材は大人および小児に使用できるか。
- 特殊な部署（手術室，麻酔科，放射線科）で使用できるか。
- 器材は従来のものと全く同じ使用目的に使えるか。
- 器材は最近使っているすべてのサイズが調うか。

安全への考慮

操作方法
- 安全装置は使用者による作動を必要としていないか。
- 安全装置を作動させる間，手を鋭利器材の前に出すことはないか。
- 安全装置の作動は，片手でできるか。

安全装置の特性
- 安全装置は患者に使用中有効であるか。
- 安全装置は鋭利器材を永久的に解除できないか。
- 安全装置は器材の中に組み込まれているか（例：使用する前に取り付ける必要がない）。
- 視覚または聴覚で安全装置の作動が確認できるか。
- 使用方法を習得・理解がしやすいか。

その他の考慮

利用可能性
- 施設で最近使用したすべてのサイズが調っているか。
- 業者は必要な量の器材を提供できるか。

サービスの提供
- 業者は使用のトレーニングを援助してくれるか。
- トレーニングのための製品があるか。
- 評価をするためにサンプルの提供があるか。
- 業者は問題が生じたときにきちんと責任をとるという前例があるか。

実践への考慮
- 廃棄物の量が増えないか。
- 廃棄容器のサイズや形状を変える必要はないか。

（文献3より筆者訳，改変）

表 2　器材の評価フォームのサンプル

患者／処置への評価
● 針の切れ味は標準の器材と同等である。
● 患者／入所者は器材でより痛いと感じたり不快に感じたりしない。
● 器材を使用することで患者を繰り返し穿刺する回数が増加しない。
● 器材は，処置の時間を延長することはない。
● 器材の使用は，テクニックの変更が必要ではない。
● 器材は，一緒に使用する他の器材に適合性がある。
● 器材は，標準の器材と同じ目的で使用できる。
● 器材は手の大きさに影響を受けない。
● 患者／入居者の年齢や体格が器材の使用に影響しない。

使用器材の使用経験
● 安全装置は処置の手技を妨げない。
● 安全装置は作動させやすい。
● 安全装置は処置が完了する前に作動することはない。
● 一度作動させたら安全装置は解除できない。
● その器材で損傷やニアミスの経験はない。

（文献 3 より筆者訳，改変）

の針がある。本来自己注射をするものであるため，安全装置はついておらず，しかも針は必ず外さなければならないため，患者に代わって自己注射器でインスリン投与をした際，針を外す時に刺傷することがある。針を安全に取り外すために，リムーバーがあるが，リムーバーの持参を忘れて事故を起こすことがある。またリムーバーから針を取り出すとき，勢いよく飛び出してくるため跳ね返って事故につながるので廃棄には十分配慮が必要である。**表 1** にも示したが，安全機能が鋭利器材と一体化していないものは，安全性が劣る。そこで，インスリンの自己注射器の安全装置付きのものが開発された。安全装置付きでないものに比較して，やや高価ではあるが，少なくとも患者に代わり医療従事者がペンタイプのインスリンを注射する際は，このような安全装置付き針を使用したい。

03　作業管理

　安全装置付きの器材を導入しただけでは針刺しのコントロールは十分ではない。実際に使用する医療従事者が，安全装置を適切に作動させることができるよう訓練する必要がある。留置針の安全機能を作動させる前に針を抜いてしまったり，翼状針の安全装置を十分作動させていないために，針先がカバーされず起こる事象も多い。導入した器材の安全機能の特徴や使用の原則を繰り返し教育訓練していく計画が，組織的に行われることが望まれる。大規模な施設では，導入された器材の使用訓練を全職員に行う工夫が必要である。

　また，管理する立場の者は，廃棄容器は適切に使用されているかを定期的に視察し指導する努

力を惜しんではならない。

　器材を使用する医療従事者だけでなく，ハウスキーピング部門の職員など施設で働く職員は，常に鋭利器材による有害事象にさらされている。これらの職員にも十分な教育が必要であり，一見針には見えないような形態のものがあることも含めてその危険性について教育しなければならない（例えば，インスリンの自己注射器用の針や，ゴムでカバーされた真空採血管用の針など）。

　また，作業管理をするためには，針刺し・切創サーベイランスを行わなければならない。各医療施設はそのために組織的なシステムを構築する必要がある。誰が，どこで，いつ，何で，どのように針刺し・切創を起したのかという情報を収集分析して，個人的，組織的にその対策を検討していくシステムが必要である。そのためのツールとして，Jagger 博士らが開発した EPINet[TM]（日本語版は職業感染制御研究会のホームページから申し込みをすれば入手できる）や CDC の workbook のなかのツール（Sample Blood and Body Fluid Exposure Report Form）が挙げられる。現在，米国では NHSN（National Healthcare Safety Network）が医療従事者の曝露サーベイランス（Surveillance for Healthcare Personnel Exposure）を行っており，情報収集 form が確立している[4]。2017 年版が現在公開されているので参照してほしい。また，手術室における事故については，EPINet[TM] の手術室版も職業感染制御研究会のホームページから入手できるので参考にしていただきたい。さらに，国公立大学附属病院感染対策協議会では，歯科系の施設用に EPINet[TM] を改良して使用している。

04　安全装置付き器材の針刺し防止効果

　図2，図3は，1998 年の日本某大学病院と Jagger 博士らが報告した針刺しデータを比較したものである。この頃某大学病院では，安全装置付き器材の導入はほとんどされてなく，また使用した現場で直ちに使用可能な針捨て容器の導入もしていなかったため，Jagger 博士らの報告に比べると，翼状針による針刺し（32％）とリキャップ（18％）による針刺しが占める割合に大きな差があることが分かる。これ以降，某大学病院は安全装置付きの翼状針，留置針，動脈血ガス分析用キット，ディスポの安全装置付きランセット，壁掛け廃棄ボックスなど安全装置付き器材の導入に取り組んだ。2004 年には，安全装置付き器材以外のものの使用を禁じ，翼状針による事故の割合は 5.9％，リキャップによる針刺しは 8.3％と改善した。

　このように安全装置付き器材の導入により，鋭利器材による針刺し・切創は減少しているのであるが，一方手術室における安全装置付き器材の開発がなかなか進まず，特に縫合針による針刺し報告が多い。これは，縫合針の受け渡しの時だけでなく，自分が縫合していて刺傷したり，術野に同時に手を出してしまったという報告が多い。直接に受け渡しをせず仲介場所を設けても，術者が術野から目が離せないため返って危険な場合があるという報告もある。この分野でのよりよい対策法が構築されることが望まれる。

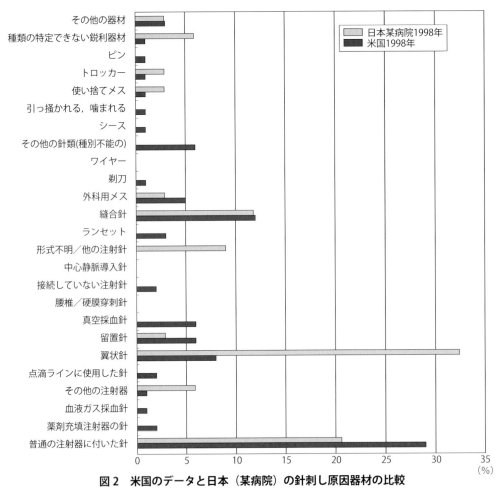

図2 米国のデータと日本（某病院）の針刺し原因器材の比較
※米国のデータはバージニア大学の International Health Care Worker Safety Center の1998年のリポートより

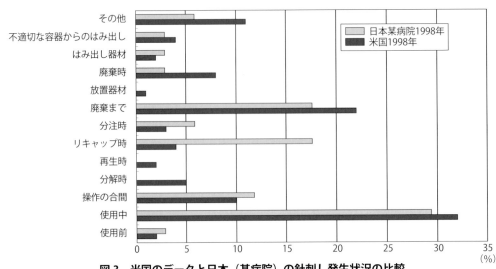

図3 米国のデータと日本（某病院）の針刺し発生状況の比較

05 報告体制と対応

　針刺し・切創および血液・体液の皮膚，粘膜曝露の報告体制を構築しておくことと，報告があった時の対応がスムーズにできる体制を整えておくことが重要である。まず基本的には血液媒介病原体の感染が問題となるような施設で勤務する医療従事者は，必ずB型肝炎ワクチンは受けておくべきである。また，管理者は医療従事者のB型肝炎の抗体の状況を管理しなければならない。HBs抗原またはHBe抗原陽性の患者での血液で有害事象が発生した場合，できれば24時間以内，遅くとも48時間以内にHBsヒト免疫グロブリンの投与ができるシステムがあるか，またその後のフォローアップ体制が整っているか，HIV抗体陽性患者の血液・体液での有害事象の場合，できるだけ早く抗HIV薬の服薬ができる体制が有るか，また女性の服薬のために妊娠反応を調べることができるかなど体制を整えマニュアル化しておくことが望まれる。例えば，HIV抗体陽性患者の血液で有害事象が起こった場合は，誰でも入手できる部署（薬剤部など）に，検査や服薬の必要性を判断して感染管理の専門家がいなくても，まず初回の抗HIV薬の服薬ができるようにマニュアルと薬剤，試験管，さらに薬剤の副作用を書いた用紙や同意書などもまとめてHIV針刺しキットなどとして保管されていることが望ましい。妊娠の判定やその後の相談のために，産婦人科医の協力が得られるようにしておくことも大切である。また，そのような検査や服薬のシステムを整えることができない小規模の医療施設はどのようにしたらよいのか？　対応に応じてもらえる施設があるのかなどを検討しておく必要がある。C型肝炎の場合も同様，フォローアップの必要性を十分に説明し決められた時期には必ず受診するよう説明する。また，急性肝炎の症状を記載した用紙などを渡して，自分の健康状態に十分注意するよう指導する。

06 コスト管理

　安全装置付き器材の導入の判断をするときに，コストパフォーマンスが障害になることが多い。例えば，先に挙げた血液をシリンジから試験管に分注する際に，分注用のホルダー（BD Vacutainer® Blood Transfer Deviceなど）を使用するかどうかについて考えてみる（**図1**参照）。入院患者のうちHCV陽性患者は5〜10％といわれる。中空針で起こした針刺しがC型肝炎の患者の血液だったとする。C型肝炎の血液で汚染された中空針で針刺しをした場合，1.8％（0〜7％）が感染するといわれる。そのうちの自然治癒する人の割合が30〜35％で，日本では60〜70％がキャリアか慢性化に移行するが[5]，インターフェロンで治療（新薬で治療をするようになる可能性もある。そうするともっと高額の医療費となる）をすると，95％でウイルス排除ができるとする。全体からすると慢性化する確率は非常に低い。さらに，分注をする際の針刺しの

表 3　経済効果の評価

<評価に必要な項目>
ステップ 1：報告・評価・曝露した医療従事者の治療にかかる時間費用
　● 曝露した医療従事者
　● 評価・治療に当たる医療従事者
　● その他の医療従事者（感染担当者，安全衛生担当者など）
　● 曝露源となった患者の評価にかかわる医療従事者
ステップ 2：ベースライン及び追跡調査時の臨床検査費用
　曝露した職員の検査
　ベースライン，追跡
　曝露源となった患者の検査
ステップ 3：予防投与にかかる費用と副作用の予防と監視にかかる費用
　（抗 HIV 薬予防投与，HBs ヒト免疫グロブリンなど）
　副作用などによる，スタッフの損失時間費用
ステップ 4：針刺し・鋭利器材事故に伴う年間費用と 1 件あたりの費用の計算

以上のような項目を考慮したうえで，安全器材の導入によって増加した器材にかかる費用と，防ぐことができた事故にかかる費用を比較して費用対効果を評価する

（文献 3 より筆者作成）

占める割合は，安全装置付き器材の導入前に約 6 ％（5 件）であった。この状況で分注用のホルダーを導入するかどうかの検討は非常に難しい。この器材がないために，職員が将来的に肝硬変，肝癌へと移行する確率は非常に低い。ましてや新薬が開発されて肝炎ウイルスが高率に排除できるようになった現在，どう考えるか？　しかし，筆者はわずかな確率を排除するために例え経済的に割に合わなくても導入するべきであると考える。O 大学病院では，導入後は分注による針刺しは 0〜1 件（分注用のホルダーを使用しなかったため）となった。

　コストパフォーマンスについて評価する時，針刺しを起こした時にかかる経費のなかに，**表 3** に示すような項目を考える必要がある（CDC の workbook を参考に筆者作成）。

◆おわりに◆

　針刺し・切創は，医療従事者の健康がかかっている。コストに見合わないからと切り捨ててよいものであるとは思わない。機能的に最も良いと思われる方法や器材を選択し導入するという風土を養いたい。

Reference

1) Jagger J, Hunt EH, Brand-Elnagger J et al：Rates of needle-stick injury caused by various device in a university hospital. N Engl J Med 319（5）：284-288, 1988
2) OHSA：Occupational Exposure to Bloodborne Pathogens；Needlestick and Other Sharps Injuries；Final Rule. 2001. https://www.osha.gov/pls/oshaweb/owadisp.show_document?p_id=16265&p_table=FEDERAL_REGISTER
3) CDC：Workbook for Designing, Implementing and Evaluating a Sharps Injury Prevention Program 2008. https://www.cdc.gov/sharpssafety/pdf/sharpsworkbook_2008.pdf
4) NHSN：Exposure to Blood/Body Fluids. https://www.cdc.gov/nhsn/forms/57.205_expbbf_blank.pdf
5) 渡邉都貴子：職員の感染症サーベイランス　1．職業感染の疫学. 医療関連感染のサーベイランス（牧本清子編著），メディカ出版，大阪，2007, p195-209.

Part 3

院内マニュアルづくり
― 標準予防策の取り入れ方

❶ 院内マニュアルの書き方

残間由美子

◆はじめに◆

感染対策の相談を受けていると，感染対策マニュアルを送ってほしいという依頼を受けることがあるが，筆者はお断りすることが多い。その理由は，マニュアルは，推奨される対策（各種ガイドライン）や感染症法，厚生労働省通知などを参考に，自施設でのハード面（個室の割合，陰圧室の有無，検査体制など）とソフト面（予算・スタッフの標準予防策の理解）を評価して，その施設で可能な最高の水準を考え，感染防止の具体的な内容が実施できるように書かれているもので，他の施設でそのまま使用できるものではないからである。この項では，その施設独自の感染対策マニュアル作成方法について紹介する。

01 マニュアルとは

マニュアルとは，広辞苑では手引き，便覧，取り扱い説明書と記載されている。マニュアルの類義語にガイドラインがあるが，これは指針のことで evidence-based clinical practice guideline の体裁をとっている。科学的根拠の強さに従った検査，診断，治療，看護方法などが示されていて，マニュアル作成時の根拠になり，参考とする文書である。

感染対策マニュアルは，各種ガイドラインを参考に施設の機能，予算，検査体制などを考慮して，医療関連感染を防止するために実践する対策を示した各施設独自の「手順」のことであり，遵守することが要求される。マニュアルに従わないことで患者に不利益が与えられた場合は，従わなかった当事者の責任が問われることもある[1]。

02 マニュアルを作成するために参考になるガイドライン

感染対策に関しては，厚生労働省，日本医師会，日本看護協会などが，米国の CDC ガイドラインを参考にすることを推奨している。このテキストのテーマである標準予防策の CDC ガイドラインは 2007 Guideline for Isolation Precautions：Preventing Transmission of Infection Agents in Healthcare Settings であり，日本語版[2] が出版されている。

日本における参考となる指針としては，

- 医療機関における院内感染対策に関する留意事項（厚生労働省）[3]
- 院内感染対策指針のモデルについて（日本医師会）[4]
- 中小病院／診療所を対象にした医療関連感染制御策指針（ガイドライン）2014[5]
- 国公立大学附属病院感染対策協議会：病院感染対策ガイドライン 改訂第2版[6]
- 高齢者介護施設における感染対策マニュアル（厚生労働省）[7]

などがある。

03　マニュアルの作成と承認

マニュアルは，施設における感染対策の審議機関や管理部門からの承認を得る。作成担当者には，臨床現場をよく知っているメンバーを入れ，案を作成し，感染対策委員会，管理会議などの機関で管理側とマニュアルを使用する側双方の承認を得る。

案を作成するメンバーを選出する場合，手指消毒薬の使用方法は薬剤師と看護師が，結核，HIVなど疾患別対策は医師と看護師が，針刺し時の対策は保健師と検査技師，事務というように，その業務に精通した職種の意見をもとに作るのが望ましい。マニュアルは，利用者にとって「使えるもの」でなければ意味がない。

04　マニュアルの改定

マニュアルは定期的に改定が必要である。新しい知見やガイドライン，厚生労働省通知などの新しい情報に基づく変更，使用薬品や物品の変更，病棟機能や医療内容の変更などは，マニュアル改定に影響する。また既存のマニュアルで遵守されていない手順や項目については，マニュアルを再度検討し直し，遵守できるものに変更する必要がある。年1回程度の見直しと改定が望ましい。改定時は承認された会議名と改定日時を記載する。マニュアルを改定したら，利用する人に周知徹底を行う。

05　マニュアルのファイル方法

マニュアルは製本する，クリアファイルで保管する，電子カルテ端末に入れる，Web上で公開するなど様々な形態があるが，利用する人が容易に何時でもどこからでもアクセスできるようにする。製本は改定時に時間がかかり，1つの項目だけ変更したい場合は，対応が困難である。

クリアファイルは，新規マニュアルを挿入するために，空白ページ数を作っておく必要がある。バインダー形式は，改定したい項目だけを差し替えでき，改定がしやすい。

　筆者の施設（坂総合病院）では，電子カルテ端末にマニュアルを保存し，端末があるところではどこでも参照できるようにしているが，教育，監査用に冊子のものがあると便利なことから，印刷物をバインダーに入れて，各部署へ設置している。

06　マニュアルに含まれる項目

　病院には，特定機能病院，感染症指定病院，災害拠点病院，臨床研修指定病院，エイズ拠点病院など役割に違いがある。また感染対策マニュアルは高齢者施設，地域保健にも必要である。マニュアルにはその施設に必要な項目が網羅される必要がある。一般的な病院に必要な項目は，感染対策指針，標準予防策，感染経路別予防策，職業感染対策，疾患別感染予防策，処置別感染予防策，部署別感染予防策，抗菌薬使用指針，感染症法届出疾患，アウトブレイク対応，培養，検体採取法，食中毒予防，研修に関する方針，組織，審議機関などである。

07　マニュアルに記載すべき実施項目の選定

　マニュアルがないという施設は少ないと思われるが，これからマニュアルを作成する場合は，組織の感染対策上の課題をアセスメントして，優先順位の高いものから作成する。ノロウイルスによる感染性胃腸炎のアウトブレイクを経験していれば，以後発生させないために，嘔吐物の処理や排泄物の処理，環境消毒の方法などのマニュアルを作成するのが良い。

08　マニュアル作成上の留意点

マニュアル作成時は次の点に留意する。
1）具体的で実践可能である。自施設で使用している器具・器材を用いる。
2）誰が読んでも同じ理解になるような表現にする。
3）根拠となる文献，通知などを添付する。
4）フローチャートや表，イラスト，写真などを使って，わかりやすく，同じ行動がとれるようにする。
5）見たい項目にすぐたどり着けるように索引を作る。検索機能があればなお良い。
6）費用対効果について検討する。

09 マニュアルの作成手順—標準予防策が遵守できるマニュアルを作るための方法

　マニュアルを作成する時には，ガイドラインなどで推奨されている感染対策が施設においてどのように実施されているのか，現状をアセスメントすることから開始するとよい。日本感染管理ベストプラクティス "Saizen" 研究会のマニュアル作成方法が参考になるので，一部紹介する[8]。

　1）現状手順をもれなく書き出す。

　2）現状手順の中で，感染を引き起こす可能性（潜在的危害）のある手順を抽出する。イラスト化すると感染を引き起こす潜在的危害を発見しやすい。

　3）潜在的危害が感染対策上どの程度重要なのか，重要度を判断する。この時にガイドラインなどを参考にする。

　4）感染の発生要因を具体的に考え，防止措置を考えて手順にする。

感染管理ベストプラクティスでは，この作業の後，チェックリストを作成し，遵守率の内部監査を行うプログラムがあるが，詳細は割愛する。

　標準予防策で最も重要だが遵守率が低いとされている手指衛生のマニュアルを作成例に挙げて考えてみる。

　オムツ交換の場面で，手指衛生の必要な場面を考えてみる。

　WHOの手指衛生ガイドライン[9]では，下記の場合には手指衛生を行うことが推奨されている。

①患者に触れる前

②清潔／無菌操作の前

③体液に曝露された可能性のある場合

④患者に触れた後

⑤患者周辺の物品に触れた後

　この表現のまま，手指衛生を行うタイミングとしてマニュアルにすることも可能である。しかし，この項目だけで，手指衛生は正しく行われるだろうか？

　実際のオムツ交換手順の中で必要な場面に当てはめると，以下のようになる。

（ア）（患者に接触する前）手指衛生を行う。

（イ）必要物品を準備する（オムツ，ビニール袋，おしりふきなど）。

（ウ）手袋を着用する。

（エ）汚染オムツを交換し，汚染部位を清拭した後，手袋を外し，汚染物をビニール袋に入れて，（排泄物に触れた後・手袋を外した後）手指衛生を行う。

（オ）清潔なオムツをする。

（カ）（患者の正常な皮膚に触れた後）手指衛生を行う。

現状手順をもれなく書き出した時，（ア）と（カ）の手指衛生は記載されることが多いが，（エ）の手指衛生については，実施できていないことが多い。しかし，（エ）の手指衛生と個人防護具の手袋交換は，感染するおそれのあるものに触れた手からの交差感染を防止する対策として，重要であることが理解できると思われる。またこの手順は一人の看護師で実践するよりは，2人で行ったほうが実行可能性が高い。

現状手順を書き出し，（エ）の潜在的危害を見つけ出し，その重要度を判断して，防止対策を手順化する。

このように，手指衛生の必要な場面をガイドラインそのまま羅列するのではなく，実際行っている一連の行為の中に，手指衛生を入れ込んだ詳細なマニュアルを作成すると，人によって違う手順にはならない。手指衛生が必要なことはわかっていても実施できていないのは，一連の作業のどのタイミングで手指衛生を行うことが効果的な感染対策なのかを個人の判断に委ねられているからである。

ガイドラインの表現をそのまま使用して利用可能なマニュアルもあるが，標準予防策の手指衛生や個人防護具装着などのマニュアルは，紹介した方法で作成すると，ガイドラインを参考に，具体的で実践可能な施設独自のマニュアルになる。しかしながら，すべての手順をこの方法で作成することを推奨しているわけではない。

10 マニュアルの周知徹底方法

マニュアルを作成または改定したら，周知徹底しマニュアルに沿って実践できるようにする。安全装置付き注射針など新規採用品の使用方法などの場合は演習を行う。新規採用者には，マニュアルの説明やオリエンテーションと演習を行う。変更点をニュースにして配布したり，マニュアル変更点をテストするなどの方法で，マニュアルを読む機会を意識的に作ると良い。感染管理担当者へのコンサルテーションがあった場合は，マニュアルにどのように記載してあるか逆に質問することにより，次回からはマニュアルを読んでから質問するようになる。以上のように様々な取り組みでマニュアルの周知徹底を図り，マニュアルに基づく実践が行われるようにする。

11 マニュアルの評価

マニュアル作成後は，遵守されているか，その効果はあったか，費用対効果はどうだったかを評価し，改定の際に参考にする。評価は，ICT（Infection Control Team）によるラウンド，チェックリスト，コンサルテーション，サーベイランスなどで行う。ICTによるラウンドでは，

チェックリストを作成して，遵守状況を把握する。感染管理ベストプラクティスでは，詳細な手順書に沿ったチェックリストを作成し，手順ごと，個人ごとのオーディット結果から遵守率を算出し，マニュアルを評価することができる。医療器具関連感染予防のマニュアル導入前後では，ターゲットサーベイランスを行い，感染率，使用比，プロセス評価（バンドル遵守率）からマニュアル導入の効果を図ることができる。コンサルテーションをしている感染管理担当者であれば，その相談内容からマニュアル内容を知っているか，知っていて実行不可能なのか，物品に適切なものがないのか，あいまいな表現内容なのかなどを評価できる。また，アウトブレイク後に，マニュアルを変更し，同じ微生物によるアウトブレイクがなかった場合は，マニュアル変更の効果を確認できる。マニュアルを作成した時から評価方法を決めておくと良い。

◆まとめ◆

院内マニュアルは，ガイドライン，法律などで推奨される対策を，各施設の規模，医療内容に応じて，施設独自の対応策が記載されているものである。マニュアルは，実現可能性，科学的合理性，現実的有効性，経済効果などを考慮して作成する。活用されないマニュアルは改定または削除する。マニュアルを作成したら利用者に周知徹底する。マニュアルは定期的に改定し，評価を行う。標準予防策を実現可能なマニュアルにするためには，感染管理ベストプラクティス手法が有効である。

Reference

1）ICD 制度協議会監修：ICD テキスト．メディカ出版，大阪，2004
2）矢野邦夫，向野賢治訳・編：改訂 2 版 医療機関における隔離予防策のための CDC ガイドライン．メディカ出版，大阪，2007
3）厚生労働省医政局地域医療計画課長：医政地発 1219 第 1 号　平成 26 年 12 月 19 日　医療機関における院内感染対策に関する留意事項　https://www.pref.aichi.jp/uploaded/attachment/44155.pdf
4）日本医師会：院内感染対策指針のモデルについて．2007　https://www.med.or.jp/anzen/manual/kansenshishin.pdf
5）小林寛伊，大久保 憲，森屋恭爾ほか：中小病院／診療所を対象にした医療関連感染制御策指針（ガイドライン）2014．https://www.hospital.or.jp/pdf/15_20150105_01.pdf
6）国公立大学附属病院感染対策協議会：病院感染対策ガイドライン 改訂第 2 版．じほう，東京，2015
7）厚生労働省：高齢者介護施設における感染対策マニュアル．2013　http://www.mhlw.go.jp/topics/kaigo/osirase/tp0628-1/dl/130313-01.pdf
8）近畿感染管理・東北感染制御ネットワークベストプラクティス部会：感染管理ベストプラクティス第 2 版事例集．花王プロフェッショナルサービス，東京，2009　http://bespra-ic.net
9）WHO：WHO Guidelines on Hand Hygiene in Health Care: a Summary　http://apps.who.int/iris/bitstream/10665/70126/1/WHO_IER_PSP_2009.07_eng.pdf

索　引

あ

アイシールド付きサージカルマスク　36
アシネトバクター・バウマニ　19
安全装置付き器材　65,69

い

イベント依存型滅菌性維持（ERSM）　46
インスリン自己注射　66
インフルエンザワクチン　61

え

エプロン　33

か

ガウン　33
化学的インジケーター　45
過酸化水素低温ガスプラズマ滅菌　46
カルバペネム耐性腸内細菌科細菌（CRE）　16
環境培養　50
環境表面　48
患者エリア　60
感染管理ベストプラクティス　77
感染対策マニュアル　74
感染防止リスクアセスメント　13

く

空気感染予防策　12,35
空調設備　12
クリティカル　41
クロルヘキシジングルコン酸塩　22

け

結核　12

こ

高圧蒸気滅菌　45
高水準消毒薬　44
高度耐性菌　10
高頻度接触表面　48
呼吸器衛生　38
ゴーグル　36
個人防護具（PPE）　10,30
コストパフォーマンス　71

さ

サージカルマスク　34
擦式アルコール手指消毒薬　21,22
酸化エチレンガス滅菌　45
産業廃棄物管理票（マニフェスト）　51

し

次亜塩素酸ナトリウム　49
時間依存型滅菌性維持（TRSM）　46
湿式清掃　50
シューカバー　34
手指衛生　16,21
　　―コンプライアンス　25
　　―のアドヒアランス　24
　　―の５つのタイミング　17,18
使用後リネン　55
消毒　40,43
使用前（未使用）リネン　54

職業感染制御研究会　62, 69

シングルユース　32, 33

す

水痘　12

せ

生物学的インジケーター　45

咳エチケット　9, 34, 38

積極的監視検査（AST）　13

積極的監視培養（ASC）　13

接触感染予防策　10

セミクリティカル　41

セレウス菌（*Bacillus cereus*）　56

洗浄　40

そ

掃除機　50

た

単回投与バイアル　61

つ

付け爪　24

て

手荒れ　21

低水準消毒薬　44

低頻度接触表面　48

手袋　32

の

ノロウイルス　9, 49

ノンクリティカル　42

は

バイオハザードマーク　53

廃棄物処理法　50

針刺し　64

ひ

飛沫感染予防策　10

病院エリア　61

標準予防策　8

ピンホール　32

ふ

フィットテスト　35

フェイスシールド　36

複数回投与バイアル　61

物理的インジケーター　45

プレフィルドシリンジ　61

分注用ホルダー　66, 71

へ

ベットパンウォッシャー　44

ま

麻疹　12

マニキュア　24

む

無菌性保障水準（SAL）　40

め

メチシリン耐性黄色ブドウ球菌（MRSA）　13, 27

滅菌　40, 44

　―バリデーション　44

や

薬剤準備エリア　60

薬剤耐性（AMR）アクションプラン　16

ゆ

ユーザーシールチェック　35

指輪　23

ら

ランドリーシューター　55

り

リネン　54

リンクナース　25

C

CDC　8, 64

　—隔離予防策のガイドライン　16, 17, 20, 58

　—手指衛生のガイドライン　17

Clostridium difficile　9, 10, 49, 56

E

E. H. Spaulding　42, 48

EPINet™　69

H

HICPAC　13

N

N95 マスク（レスピレーター）　12, 35

O

One and Only Campaign　62

OSHA　30, 64

S

SARS　38

SHEA　13

W

WHO　16

　—手指衛生ガイドライン　16, 17, 21, 77

The 標準予防策

定価（本体1,800円＋税）

2018年3月1日　初版発行

編　者　森澤雄司
発行者　伊藤秀夫

発行所　株式会社　ヴァン メディカル

〒101-0051　東京都千代田区神田神保町 2-40-7 友輪ビル
TEL 03-5276-6521　　FAX 03-5276-6525
振替　00190-2-170643

© 2018 Printed in Japan

ISBN978-4-86092-132-3 C3047

印刷・製本　亜細亜印刷株式会社

乱丁・落丁の場合はおとりかえします。

・本書に掲載する著作物の複製権・翻訳権・上映権・譲渡権・公衆送信権（送信可能化権を含む）は株式会社 ヴァン メディカルが保有します。

・ JCOPY ＜（社）出版者著作権管理機構 委託出版物＞

・本書の無断複製は著作権法上での例外を除き禁じられています。複製される場合は，そのつど事前に，（社）出版者著作権管理機構（電話 03-3513-6969，FAX 03-3513-6979，e-mail：info@jcopy.or.jp）の許諾を得てください。